Nutrição

muito além da alimentação

GEÓRGIA BACHI

Nutrição

muito além da alimentação

MATRIX

Matrix Editora
www.matrixeditora.com.br

Diretor editorial
Paulo Tadeu

Projeto gráfico e capa
Monique Schenkels

Revisão
Silvia Parollo
Adriana Wrege

CIP-BRASIL - CATALOGAÇÃO NA PUBLICAÇÃO
SINDICATO NACIONAL DOS EDITORES DE LIVROS, RJ

Bachi, Geórgia
Nutrição muito além da alimentação / Geórgia Bachi. - 1. ed. - São Paulo: Matrix, 2016.
128 p.; 21 cm.

Inclui bibliografia e índice
ISBN 978-85-8230-245-3

1. Alimentos - Combinação. 2. Nutrição. I. Título.

16-31123 CDD: 613.2
CDU: 613.2

Agradeço a você, leitor, que dá credibilidade
ao meu trabalho, me proporcionando
motivação para prosseguir. Obrigada!

Não remedeie com remédios o que pode ser facilmente curado com alimentos.

Geórgia Bachi

Sumário

As informações contidas neste livro são baseadas em pesquisas pessoais e experiências profissionais da autora. Elas não pretendem ser um substituto à consulta com seu profissional de saúde. Qualquer tentativa de diagnosticar e tratar uma doença deve ser feita sob a orientação de um profissional especializado.

❖ Apresentação ❖

Habitualmente tentamos enganar a nós mesmos. Lá no fundo sabemos que precisamos cuidar da nossa saúde, no entanto dormimos pouco, vivemos dentro de escritórios com iluminação artificial ou de pé em uma linha de montagem. Desse modo acabamos nos distanciando da natureza e postergamos itens relacionados com a nossa qualidade de vida.

Talvez você já tenha tentado seguir um plano de alimentação e atividades saudáveis, mas, após algumas semanas, percebeu que não conseguiria mantê-lo, principalmente por não respeitar a sua própria individualidade biológica. Assim, tentarei trazer as motivações que lhe faltavam para atingir os resultados que almeja, dividindo com você o meu entendimento sobre como ter uma vida saudável. Você vai localizar em cada capítulo uma chave para abrir uma nova visão do seu próprio corpo, percebendo que não se trata de acertar apenas nos alimentos, mas principalmente nos hábitos. Esses hábitos começarão hoje, continuarão amanhã e terminarão... nunca.

Hoje, basta ligar a tevê, acessar a internet ou mesmo folhear uma revista para perceber que os alimentos, ou melhor, a alimentação, aliada à qualidade de vida, ocupa lugar de destaque em todos esses meios de comunicação – principalmente em blogs e redes sociais. A preocupação com a quantidade e com o que comer para atingir uma saúde satisfatória até a velhice nunca foi tão grande, e, como se percebe, esse tema está longe de perder o lugar de destaque.

Todos nós já sabemos, aliás, estamos cansados de ouvir que devemos comer bem e cultivar hábitos saudáveis etc. etc., mas, afinal, o que significa uma alimentação saudável? Cada pessoa tem uma opinião sobre como seria um plano alimentar perfeito, não é? Da mesma forma que todos os brasileiros se consideram bons técnicos de futebol, o número de *experts* em alimentação não fica atrás. A maioria das pessoas afirma saber o que deve ser feito, porém, infelizmente, é uma ideia distorcida e muitas vezes equivocada em relação ao tema.

Basta conversar com colegas – seja no trabalho, seja em qualquer situação do dia a dia – para perceber que as informações divergem, e mesmo quem se intitula *expert* no assunto logo começa a ter dúvidas quando se depara com algum profissional com credibilidade na área da saúde. Em conversas assim, frequentemente aparecem frases como: "Eu sei o que devo comer, não entendo como não obtenho resultados, o problema deve ser genético!", "Não consumo mais óleo, estou fritando e cozinhando apenas com azeite de oliva", "Cortei abacate, castanha e carnes vermelhas da minha dieta, pois esses alimentos engordam", "Consegui passar o dia sem comer para compensar o rodízio em que irei à noite", "Estou comendo barrinha de cereal e biscoito integral nos intervalos das refeições", "Troquei o refrigerante por suco de caixinha", "Antes de dormir tomo chá emagrecedor (com açúcar) e cortei o café, que é prejudicial à saúde", "Não quero malhar pesado para não sofrer impacto nas articulações. Vou iniciar meu programa de treinamento com corrida e aeróbicos". Essas afirmações, entre outras, denotam falta de conhecimento aprofundado no que diz respeito a uma boa alimentação e treinamento adequado.

É fácil perceber, portanto, que as pessoas querem e buscam um estilo de vida mais equilibrado. Entretanto, se você acha que alguma dessas afirmações está relacionada com uma rotina saudável, sinto informar que se engana. Seguramente não é a falta de informação o principal motivo desse pensamento – ao contrário, o que nos atrapalha é o excesso de informações sem credibilidade que a mídia divulga diariamente.

A mídia, evidentemente, é influenciada pelas grandes indústrias patrocinadoras de comerciais, programas de televisão ou grandes eventos, os quais, muitas vezes, acabam transmitindo conceitos equivocados, em que, por exemplo, o vilão seria a quantidade e não os produtos com excesso de sódio, químicos artificiais ou açúcar. Até mesmo em alimentos destinados ao público infantil é preocupante a composição nutricional. Assim como, não raramente, passam a ilusão de que precisamos comer pouco, o ilustre "fechar a boca", o que nos passa ideias do tipo: "Se você come uma pizza, passe a comer meia" e "Caso você esteja acostumado a tomar dois litros de refrigerante, passe a tomar apenas um litro".

"Fiquei confuso; não é fechando a boca que conseguimos emagrecer?". Não, seguramente não, esse conceito é bastante ingênuo e equivocado, assim como quando submetemos nosso corpo a um plano alimentar com restrição calórica (comer pouco), em que, muitas vezes, procuramos "pular" algumas refeições ao longo do dia com o objetivo de acelerar o processo. Certamente o ponteiro da balança irá despencar, no entanto essa perda de peso é acompanhada de diminuição de músculos e líquidos, o que não é benéfico nem mesmo vantajoso, tornando a pele flácida e com aparência nada saudável. Além de deixar a dieta insustentável em longo prazo, pois acabaremos recuperando o que arduamente tínhamos perdido, embarcamos assim no famoso efeito sanfona.

Posso afirmar que, seguindo essa fórmula, você não será saudável, assim como não terá o corpo atlético que tanto almeja (pode acreditar). Esse conceito de comer pouco ganhou força ao longo dos anos, devido à necessidade de o ser humano mensurar tudo a sua volta a fim de obter um ponto de partida. Isso, equivocadamente, fez também a alimentação entrar para o conceito de ciências exatas, em que tudo se simplifica com números. Assim, bastaria contar calorias e compensar com atividades ou simples trocas dentro dos mesmos grupos alimentares. Mas será que é tão fácil? Não é difícil perceber que algo está errado, pois estamos caminhando para a direção oposta de nossos objetivos – a população está ficando obesa e as doenças estão aumentando.

Hoje, felizmente, existem estudos que nos mostram que números de forma isolada não podem ser engessados quando falamos de alimentação e treinamento físico, assunto que será abordado com mais detalhes neste livro. Entretanto, como exemplo, digamos que você tenha alinhado a dieta em calorias e quantidades precisas para um bom desempenho; será possível seguir essa dieta para sempre? Certamente que não – sua ótima *performance* evoluirá por curto período de tempo, pois nós estamos sempre mudando e os números mudam junto com nossa evolução e natural envelhecimento. Ou seja, a nutrição é uma ciência humana e deve estar em constante movimento.

Não podemos simplificá-la em números inflexíveis – ao contrário, precisamos saber alterá-la constantemente com base no ambiente que nos envolve, e por isso devemos respeitar e entender nossas próprias necessidades e nossos objetivos em cada momento, pois eles vão se modificando por inúmeros fatores – desde o avanço da idade até a influência das alterações do ambiente em que estamos inseridos. Assim, o objetivo deste livro é ensinar você a se conhecer melhor.

❖ Introdução ❖

A tecnologia, principalmente se analisarmos as últimas décadas, evoluiu de forma tão rápida que, para muitas pessoas, fica difícil acompanhar. Ao adquirirmos um equipamento com muitos recursos – um telefone, uma impressora, um computador, um carro ou até mesmo itens mais complexos, como um software –, certamente receberemos com ele um manual que nos ensinará a utilizá-lo de forma apropriada. Muitas pessoas não dão a devida importância aos manuais de instrução, mas eles têm como objetivo principal nos alertar para os cuidados que devemos ter ao manusear o produto e, assim, alcançar o máximo de sua vida útil.

Você já deve imaginar que não existe equipamento, nem mesmo robô, que seja tão complexo quanto nosso organismo. Logo, podemos questionar: "Onde está o nosso manual?". Para começar, o conceito de saúde vai além da alimentação e pode ser compreendido em três dimensões: física, mental e social. Como cristã, acrescento a quarta: espiritual.

Se vasculharmos uma biblioteca para localizar um livro que englobe nossa existência de todas as formas, seja biológica, química, psicológica ou espiritual, sairemos de mãos abanando, com exceção da Bíblia, mas ao lê-la perceberemos que nela a alimentação é expressa apenas em sentido figurado. Até os dias atuais, a maioria dos livros específicos sobre emagrecimento que contêm dietas prontas não passa de uma série de suposições, sem prova real. Isso pelo fato de a ciência comprovada estar relacionada à observação. E nós somos únicos. A menos que tenham utilizado você como cobaia para uma dieta, não poderá saber o efeito que ela trará.

Habitualmente, procuramos informações de pessoas que já obtiveram bons resultados; no entanto, o fato de determinado treinamento ou dieta ter efeito benéfico para um indivíduo não significa que apresentará o mesmo resultado para você – e quando o assunto é organismo e metabolismo humano, cada pessoa é singular. O antigo filósofo romano Lucrécio já disse há mais de dois mil anos: "O que é alimento para um homem pode ser potente veneno para outro".

Assim, devemos ter em mente que buscar informações por meio de pessoas com credibilidade na área de interesse será apenas um ponto de partida. Precisamos saber filtrá-las de acordo com nossos próprios objetivos e condicionamento naquele momento. Não é à toa que toda essa questão relacionada a alimentos e dieta saudáveis vem gerando muita polêmica e confusão ao longo dos anos.

Para desmistificar os bombardeios que recebemos diariamente por meio de revistas, televisão, jornais e internet, vamos começar com uma boa notícia: apesar de a alimentação ter mudado radicalmente nos últimos anos devido à tecnologia, a evolução do ser humano não ocorre na mesma proporção. Ou seja, ainda estamos geneticamente adaptados para nos alimentar da mesma forma que a famosa *old school* (velha escola), de nossos bisavós e tataravós – basicamente com água pura, carnes *in natura*, ovos, frutas, sementes, legumes e vegetais. Saiba que a produção alimentar moderna (desenvolvida após a Segunda Guerra Mundial), que nos possibilitou maior acesso aos produtos ricos em carboidratos simples e químicos artificiais, consequentemente vem potencializando doenças ligadas ao excesso de peso, como, por exemplo, o AVC e o infarto, que são as principais causas de morte atualmente no Brasil, superando as mortes no trânsito e os homicídios por armas de fogo.

Convido você a realizar a seguinte experiência: na próxima vez que for ao supermercado e se deparar com a grande oferta de produtos nas gôndolas, pergunte-se se seus antepassados teriam acesso àqueles produtos há, por exemplo, 200 anos. Logo perceberá que a maioria dos biscoitos, salgadinhos e refrigerantes não deveria fazer parte de nosso plano alimentar. Apesar de os alimentos terem evoluído, nosso organismo continua com as mesmas necessidades antigas.

Não pense que existem poucas opções saudáveis: carnes, ovos, cereais, tubérculos, raízes, frutas, legumes, leguminosas, sementes, temperos e oleaginosas, ou seja, frango, carne vermelha, peixe, arroz, batata-doce, aipim, feijão, amendoim, aveia, abacate, tomate, cebola, alho, orégano, pimenta, entre inúmeros outros itens, estavam presentes há mil anos e devem continuar fazendo parte do nosso cardápio. Isso não significa que indústrias não produzem alimentos saudáveis, mas na dúvida devemos "voltar ao passado", pois assim teremos um excelente norte sobre o que comer. Certamente a indústria possui técnicas modernas e muitos alimentos e suplementos que podem e devem ser grandes aliados de nossa dieta.

Nesse caso, devemos dar atenção especial aos rótulos: se os alimentos forem produzidos por meio de fontes naturais e confiáveis, serão bem-vindos e devem ser incorporados ao nosso plano alimentar. Visualizar e traduzir as informações nutricionais contidas nos rótulos é a forma mais simples e eficaz de o consumidor final fazer a escolha mais alinhada com o seu objetivo, pois eles contêm dados essenciais para a comunicação entre produtos e consumidores. Dessa maneira, é indispensável que as informações estejam expostas de forma clara e precisa, de modo que possam ser utilizadas por qualquer pessoa que necessite desse tipo de orientação. Caso a lista de ingredientes tenha inúmeros termos técnicos e nomes complexos, desconfie.

No Brasil, a Agência Nacional de Vigilância Sanitária (Anvisa) é o órgão responsável pela normatização da rotulagem, estabelecendo as informações técnicas que um rótulo deve conter. Assim, é importante pesquisar e se atualizar sobre os novos produtos que surgem no mercado e verificar se possuem ou não registro nacional, já que ele indica a garantia de qualidade. Dessa forma, o intuito deste livro não é estimular a fugir das informações, mas sim filtrá-las, deixando de lado modismos e informações não confiáveis.

❖ Nutrição ❖

Naturalmente buscamos informações por meio de revistas, jornais e da própria televisão, entretanto você já deve ter percebido que, se levarmos em conta tudo que a mídia nos informa, vamos enlouquecer. Num dia tal alimento é aliado e no outro é vilão. Até a água já entrou nesse dilema por conter alto teor de sódio ou pH diferente do usual.

Em meu consultório, habitualmente sou questionada:

- Quantas calorias posso ingerir?
- Quantos gramas de proteína devo consumir?
- Posso fazer um dia de "refeição livre" na semana?
- Quantos mililitros de álcool eu posso consumir por dia?

Para responder à primeira pergunta, vamos citar como exemplo um simples bombom sabor chocolate, que tem a mesma quantidade de calorias de um bife pequeno de peito de frango grelhado, porém nosso organismo não os "compreende" da mesma maneira. Resumidamente, uma parte desse bombom será utilizada como energia, e a outra, armazenada em forma de gordura. Por outro lado, o bife de frango será quebrado em aminoácidos e utilizado para formação de músculos, pele, órgãos, ou seja, novos tecidos. Sendo assim, não podemos embarcar nessa onda de número de calorias. Aqui vale a regra de verificar a qualidade e o fracionamento adequado dos alimentos que estamos ingerindo.

Portanto, essa pergunta, bem como as demais, não tem uma resposta exata. Tudo vai depender principalmente do seu condicionamento físico atual e dos seus objetivos pessoais, como, por exemplo, na última pergunta: "Quantos mililitros de álcool eu posso consumir por dia?", e a resposta será: depende. Não existe uma resposta certa; pessoas com objetivos audaciosos, em que cada milímetro e detalhe fazem a diferença (atletas, modelos etc.), seguramente deverão restringi-lo, principalmente dependendo da fase em que se encontram e de seu condicionamento atual. Mas se você busca apenas um físico saudável e não tem antecedentes de doenças, uma taça de vinho ou um copo de cerveja poderão ser facilmente administrados no seu plano alimentar.

O que quero mostrar é que não existe resposta certa ou errada – o que existe é alimento bom ou ruim para o seu singular objetivo. Alguns autores escrevem livros com as supostas respostas a essas perguntas e criam uma dieta pronta, que funciona para todos, mas certamente com a intenção apenas de vendê-los, ou seja, intuito unicamente financeiro. A melhor dieta para você é justamente a que seu organismo está constantemente tentando lhe mostrar; precisamos respeitar a nossa individualidade. Se existisse uma dieta perfeita, que se adequasse a qualquer indivíduo, primeiramente o trabalho de nutricionistas e educadores físicos seria muito fácil, e, em segundo lugar, possivelmente a obesidade seria um caso raro ou talvez extinto.

Mesmo sabendo que a teoria pode ser chata e maçante, vamos falar um pouco sobre assuntos mais técnicos, mas que levarão você a perceber que, entendendo o conceito de nutrientes, tudo ficará mais fácil, principalmente na hora de montar cada refeição do dia. Vamos lá?

Quando escutamos algo sobre vitaminas – sobretudo a famosa expressão "de A a Z" –, englobando minerais e demais nutrientes de que nosso corpo carece, chegamos a ficar zonzos e temos a impressão de que existem milhões de nutrientes e que mantê-los em quantidades adequadas no organismo parece uma tarefa para os personagens do filme *Missão Impossível*. Entretanto, se separarmos esses nutrientes em grupos, veremos que não se trata de um bicho de sete cabeças. Na verdade, podemos dividir todos os nutrientes em apenas dois grupos. O primeiro é formado pelos micronutrientes – micro, pois precisamos de pequenas quantidades, geralmente miligramas. Embarcam nesse grupo as vitaminas e os minerais.

Vitaminas: servem, basicamente, para regular o correto funcionamento do nosso organismo. São divididas em dois grupos, de acordo com a solubilidade:

Solúveis em gordura (precisam de gordura para serem absorvidas e transportadas pelo organismo): A, D, E e K.

Solúveis em água (necessitam apenas de água para o transporte e absorção pelo organismo): C e complexo B.

Vale lembrar que as utilizamos diariamente e, da mesma forma, precisamos repô-las, pois a carência contínua de vitaminas (denominada avitaminose) pode ocasionar problemas graves de saúde. O excesso delas (hipervitaminose), por sua vez, também não é recomendado, pois poderá intoxicar nosso organismo; geralmente esse excesso provém de vitaminas lipossolúveis (solúveis em gordura), já que elas ficam retidas em nosso corpo.

Em contrapartida, as hidrossolúveis (solúveis em água), quando consumidas em excesso, geralmente são eliminadas pela urina. As pessoas fisicamente ativas têm suas necessidades vitamínicas aumentadas, exigindo um consumo de vitaminas acima do que é normalmente recomendado, principalmente as do complexo B e vitamina C.

Minerais: assim como as vitaminas, os minerais são empregados na manutenção do correto equilíbrio e funcionamento do nosso organismo. São encontrados mais frequentemente em frutas, verduras, legumes e oleaginosas. São eles: cálcio, cloro, cobalto, cobre, cromo, enxofre, ferro, flúor, fósforo, iodo, magnésio, manganês, potássio, selênio e sódio.

O segundo grupo de nutrientes é o dos macronutrientes, do qual fazem parte os carboidratos, as proteínas e os lipídios. Eles devem ser ingeridos em maior proporção se comparados aos demais nutrientes, geralmente em gramas, por isso são denominados macro. Vejamos mais detalhadamente cada um deles.

Carboidratos: muitas vezes o carboidrato é citado como vilão, mas basta cortá-lo do cardápio para você ter cansaço, estresse, problemas de memória, entre outros, pois ele é um eficaz fornecedor de energia para o nosso corpo. Ele está presente em todos os tipos de massas (pães, macarrão, biscoitos, bolos), doces, farinhas, grãos (arroz, cereais), frutas, mandioca, batata. Entretanto, o excesso de carboidrato pode fazer com que o organismo armazene essa energia extra em forma de gordura. Por isso, é importante consumi-lo moderadamente.

Muitas pessoas confundem alguns tipos de cereais e não os classificam como carboidratos, apenas como "fibras". Não raro questionam: “Fruta é carboidrato?”, “Aveia é carboidrato?”, e a resposta é sim. Explico que as fibras são constituintes naturais encontradas nos alimentos e que estão presentes principalmente em farelos (aveia, chia, linhaça), oleaginosas (castanhas, nozes, amêndoas), nas frutas e nos alimentos integrais. Geralmente, esses alimentos são empregados para diminuir a absorção de açúcares e gorduras, ajudando no combate à diabetes e ao colesterol ruim elevado, assim como para um bom funcionamento intestinal.

Proteínas: podem ser de origem animal ou vegetal. Têm como principal função formar estruturas no organismo, ou seja, são responsáveis pela formação de massa magra (músculos), pele, unhas, cabelos, entre outras. As fontes habituais de proteína são: carnes de aves, bovina e suína, frutos do mar, soja, feijão, lentilha, ovo, leite e derivados. Podemos classificá-las de acordo com o seu valor biológico, ou seja, quantidade e disponibilidade de aminoácidos. Logo, as proteínas de origem animal se destacam em relação às de origem vegetal por serem ricas em aminoácidos essenciais, aqueles que nosso corpo não consegue produzir e devem ser consumidos em boa quantidade.

Geralmente sou questionada: “Se eu consumir muita proteína, principalmente por suplementos, será que ficarei musculoso?”. Não, o processo não é tão simples assim; é como encher um copo de 200 ml com 1 litro de água – haverá um desperdício. O papel da proteína é reparar os tecidos, por isso, para aumentar a nossa massa muscular, é fundamental fazer um treinamento dentro de um ginásio, de modo a quebrar tecido muscular (microlesões) e, então, essa ingestão extra de proteína vai ter serventia.

A literatura tradicional relata o consumo de até dois gramas de proteína por quilo corporal, porém, obviamente, o número exato depende, entre outras coisas, de quanto você pesa e de como a sua quantidade de gordura e de massa muscular aparece em relação ao seu peso.

Diferentemente da gordura, o músculo é um tecido vivo que precisa ser alimentado, por isso a quantidade proteica da dieta está relacionada com o volume muscular e não ao simples cálculo de peso e altura, o famoso IMC. Pessoas com o mesmo peso e mesma altura, 1,80 m, por exemplo, podem apresentar volume muscular distinto. Se o indivíduo tem 100 quilos de peso corporal, grande quantidade de gordura e pouca musculatura, deverá ingerir menor quantidade de nutrientes que um indivíduo de 100 quilos com grande volume muscular e baixa quantidade de gordura.

Lipídios: são essenciais na alimentação, mais conhecidos como gorduras. Não devemos retirá-los do cardápio, ao contrário do que muitos pensam. Eles são tão importantes que teremos neste livro um capítulo exclusivo falando de gorduras.

Agora que vimos resumidamente o conceito de nutrientes, vamos entender um pouco sobre alimentação. Penso que muitas pessoas comem por prazer, ou, obviamente, pelo simples fato de sentirem fome. Entretanto, existem mais pontos a serem analisados nesse contexto de nutrição. Além desses fatores básicos, por que você acha que sentimos fome?

Podemos pensar em nosso organismo como uma antiga locomotiva movida a carvão; a fome seria um alerta para nos lembrar de que precisamos colocar mais lenha para queimar, ou seja, combustível. Trazendo esse conceito para a nossa realidade, você não será capaz de ter energia para trabalhar, estudar ou praticar atividades físicas se não ingerir a quantidade adequada de nutrientes. Aquele cansaço diário poderá simplesmente sumir apenas ao se alimentar com boas fontes de nutrientes – um suplemento multivitamínico poderá ser um grande aliado nesse processo; vale conversar com o seu profissional de saúde. Infelizmente, na maioria das vezes, não conseguimos suprir a quantidade de vitaminas por meio dos alimentos. Isso se explica principalmente pelo fato de que a quantidade de vitaminas presente no alimento que ingerimos se modifica por inúmeros fatores, que variam desde o plantio em épocas e em solos impróprios até a maneira como ele é transportado, armazenado e o modo como iremos consumi-lo. Por exemplo, a maior parte das perdas de nutrientes nos alimentos decorre do calor nos processos de fervura, pasteurização ou esterilização, assim como nos processos industriais de enlatamento e congelamento – a fim de garantir maior longevidade ao produto, muitas vezes os alimentos congelados são primeiramente escaldados, para destruir as enzimas e os micro-organismos.

Comer grandes porções em uma única refeição é outro fator prejudicial na absorção dos nutrientes. Você sabia disso? Nosso organismo não os assimila corretamente quando apresentados em grandes quantidades e, muitas vezes, para piorar a situação, nós os misturamos entre inúmeras fontes. Pode-se, claro, variar nos legumes e vegetais, entretanto, principalmente entre proteína e carboidrato, devemos nos limitar a uma fonte de cada alimento (1 proteína + 1 carboidrato) por refeição. Exemplo: ao optar por peito de frango, filé de peixe ou maminha (carne vermelha) como fontes de proteína, você poderá consumir todas ao longo da semana ou do mês, mas não as misture na mesma refeição, para que seu corpo possa assimilar de forma eficaz tal nutriente e se acostumar com ele.

O mesmo vale para os carboidratos: não misture arroz, massa e batata-doce no mesmo prato, varie ao longo da semana ou do mês. Você vai observar que os resultados serão mais rápidos e também vai se sentir melhor. Tente comer pouca quantidade, mas rica em nutrientes, em vários horários ao longo do dia. Muitas pessoas passam a vida tentando "matar a fome", comendo até o limite em uma ou duas refeições por dia. Entre os adolescentes é habitual a realização de competições para saber quem consegue comer mais. No entanto, não é difícil perceber que é impossível "matá-la". A fome sempre voltará. Precisamos aceitá-la em nossas vidas, pois ela fará parte de qualquer tipo de dieta, e isso é bom; a fome vai nos lembrar de que precisamos abastecer nosso organismo de três em três horas, ou mesmo de duas em duas ou até a cada hora, por que não? Vai depender da necessidade, dos objetivos e do condicionamento de cada pessoa.

Pense na fome como um mecanismo de alerta. Além de comer por prazer ou por sentir fome, pense também em comer para atingir os resultados que almeja, seja aumento de massa muscular ou energia e disposição ao longo do dia. Ao ingerir alimentos pobres em nutrientes, que denominamos calorias vazias (biscoitos processados, salgadinhos, refrigerantes etc.), mesmo que escondido de outras pessoas, durante a madrugada – quando, aparentemente, não haverá ninguém olhando –, pense que o seu organismo não pode ser enganado. Não esqueça que não há como fugir do ditado: você é o que você come.

Mas será que posso comer por prazer e compensar com

caminhadas ou pular as próximas refeições? Não, certamente, não. Para ficar mais claro, vamos voltar para a analogia com a antiga locomotiva: seria como encher com madeira verde e molhada uma fornalha que foi projetada para funcionar apenas com carvão – isso prejudicaria o desempenho da locomotiva, que perderia suas forças. O motor passaria a não funcionar corretamente.

Da mesma forma, precisamos nos nutrir com o combustível de que nosso organismo necessita e eliminar maus hábitos de nossa dieta, pois os benefícios são amplos e prósperos. Caso contrário, você estará suscetível a algumas consequências, como envelhecimento precoce, má qualidade de vida e maior tendência a desenvolver doenças, principalmente as relacionadas ao coração.

Inicialmente é importante parar de pensar que a alimentação pode ser administrada com números engessados; não podemos simplesmente substituir determinado alimento por outro por conter o mesmo valor calórico ou por estar no mesmo grupo de nutrientes. Entenda o seu corpo como uma ciência humana; da mesma forma que não podemos fazer meio gol em uma partida de futebol, uma mulher não conseguirá ficar meio grávida, logo, por que você acha que pode fazer meia dieta? Ou embarcamos com 100% de nossos esforços ou não estamos de dieta nem iremos atingir os objetivos esperados.

Todos nós temos capacidade para atingir excelentes resultados; o limitador está justamente em nossos pensamentos, pois constantemente criamos barreiras mentais e postergamos para "amanhã" o início da dieta ou da atividade física. Além disso, desperdiçamos muito tempo procurando um caminho fácil. Porém, definitivamente, ele não existe. Precisamos nos concentrar diariamente para entender as respostas de nosso organismo aos estímulos e alinhar nossas estratégias a todo momento.

Será que estamos dando o combustível adequado ao nosso corpo? Não é difícil perceber que a grande maioria das pessoas não se alimenta corretamente. Basta observar as estatísticas de doenças relacionadas com a obesidade, por exemplo, que cresce a cada dia. Sobretudo em países desenvolvidos, a incidência de sobrepeso cresce em dimensões epidêmicas.

É fácil notar que as pessoas estão confusas, e esse fato não ocorre por acaso; entendo que a divergência de informações é o principal motivo desse deus nos acuda – virou uma desordem. Há, inclusive, um ramo da ciência que busca padronizar os nutrientes de modo a criar um modelo de dieta que seja adequado a todos. Essa ideia consiste na ingênua noção de que existe um padrão a ser seguido. A instituição responsável pela saúde utiliza um método bastante simples relativo a como deve ser uma dieta saudável, com base em uma pirâmide alimentar, o que, muitas vezes, em vez de ajudar, acaba atrapalhando. Isso porque, certamente, não leva em conta que os seres humanos, por razões genéticas, são muito diferentes uns dos outros, tanto em nível psicológico como bioquímico. A pirâmide mais usual possui a base formada por carboidratos, o que poderá ser ideal, por exemplo, para pessoas que praticam *endurance* (ciclismo, corrida), entretanto não caracteriza os alimentos que deverão servir de base para pessoas sedentárias.

Além disso, é importante analisar o metabolismo individual antes da escolha dos alimentos adequados a cada pessoa. Então, como saber qual dieta seguir? Você verá que, se estabelecermos um ponto de partida, tudo ficará mais fácil. Nesse caso, o ideal é instituir o início com base na nossa própria genética.

A literatura apresenta fundamentalmente três variáveis: mesomorfo, endomorfo e ectomorfo. Mas, na prática, veremos que todos nós somos diferentes e dificilmente você se enquadrará inteiramente em uma dessas variáveis. Por isso é importante utilizar esse conceito como ponto de partida e modificá-lo de acordo com nossos singulares resultados, que podem, facilmente, dependendo da fase de nossas vidas, variar entre eles.

Endomorfo: as pessoas com esse perfil corporal têm estrutura óssea mais larga e forte e habitualmente são predispostas a maior acúmulo de gordura. Nesse caso, a dieta e o treinamento deverão ser orientados para aumentar o metabolismo e auxiliar na queima de gordura corporal.

Ectomorfo: as pessoas desse perfil são caracterizadas por possuir pernas e braços longos e dificuldade para ganhar peso. Nesse caso, poderão optar por maior quantidade de carboidrato em relação às proteínas e gorduras em suas refeições, assim como realizar um treinamento com maior volume de carga e intensidade em relação ao endomorfo.

Mesoformo: esse é aquele colega que invejamos, porque geralmente tem visual atlético e é simétrico. É uma pessoa conhecida por ganhar massa muscular rapidamente, da mesma forma que pode perder gordura também rapidamente quando entra em dieta.

Em outras palavras, apesar de os nutrientes serem os mesmos para todos, assim como cada pessoa possui um DNA diferente, também possuímos diferentes tempos para digerir e utilizar cada um desses nutrientes. Somos mais de 7 bilhões de pessoas no mundo e, incrivelmente, todos somos únicos. Diante disso, podemos afirmar que todos nós temos necessidades bastante distintas e precisamos respeitar essa individualidade. Porém, não atribua a falta de resultados à sua genética. Ao contrário, lembre-se de que todos nós temos capacidade para atingir um condicionamento físico saudável ou mesmo atlético, todavia os caminhos serão diferentes para cada pessoa.

Não há e nunca houve um plano de dieta saudável que se aplique a qualquer pessoa, e, se um dia existir, certamente durará breve período, pois nós mudamos a todo momento, bem como tudo a nossa volta. Estamos neste planeta há milhões de anos e, seguindo a teoria de Charles Darwin, ao longo desse tempo passamos por muitos processos que resultaram nas nossas necessidades únicas de nutrição, devido à adaptação necessária de nossos ancestrais à localização, ao clima, à vegetação e às fontes geográficas disponíveis de alimentos. Mesmo tendo os seres vivos se originado do mesmo ponto de procedência, as pessoas têm as mais variadas características, e esse fenômeno é igualmente válido para todos que já passaram ou ainda vão transitar pelo nosso planeta.

Um bom exemplo disso são as pessoas que vivem em determinado país e tentam seguir a dieta característica de outra parte do mundo. Não raro ouço comparações infelizes entre alimentos utilizados na China, no Japão e na Europa e os consumidos aqui no Brasil. Seguramente, uma dieta saudável para as pessoas que vivem em determinada parte do mundo – próximo à linha do Equador, por exemplo – pode ser muito diferente da que é boa e saudável para as de outro local, como os países frios próximos aos polos. Isso também é perceptível no Brasil: as necessidades de nutrientes das pessoas que moram no Nordeste são diferentes das que moram na região úmida e fria do Sul, como nas cidades serranas do Rio Grande do Sul, Santa Catarina e Paraná, por exemplo.

Pessoas de diferentes partes do mundo muitas vezes apresentam grandes variações em relação à velocidade com que suas células convertem energia por meio dos alimentos. Portanto, podemos observar que as necessidades nutricionais do ser humano estão diretamente associadas ao estilo de vida e às atividades praticadas. E devemos praticá-las (o corpo agradece), pois não somos tão frágeis como muitos pensam. Nossos corpos estão geneticamente adaptados e projetados para praticar atividades desgastantes desde o início da nossa existência na Terra, quando era comum caçar, pescar, trabalhar a terra. E em um período de tempo historicamente muito curto tudo isso mudou. Hoje, buscar o controle remoto da televisão em outro cômodo da casa, subir dois lances de escada ou mesmo caminhar no shopping (com ar-condicionado) já deixa algumas pessoas fatigadas.

Para grande parte da população, a comida não é um combustível para o organismo: ela passa a ser compreendida como uma recompensa. É comum encontrarmos pessoas que fazem 20 minutos de caminhada e acham que merecem uma pizza ou um hambúrguer com fritas pelo "esforço" realizado. Quem trabalha até tarde muitas vezes utiliza álcool e petiscos como alívio para um eventual estresse. A noção equivocada de que precisamos buscar o prazer na comida está nos deixando obesos e doentes. Tente reservar apenas festas e comemorações eventuais para esse tipo de alimento – você terá, inclusive, maior prazer ao consumi-lo.

Faz dez anos que me dedico ao estudo da nutrição. Já atuei em hospital, escola, prefeitura, restaurantes e, a partir de 2011, dei início ao atendimento em consultório. Nesse período já atendi mais de mil pacientes, e posso afirmar que nenhum nutricionista ou médico entende tanto de dieta e alimentos corretos para você quanto seu próprio organismo.

O papel do seu profissional de saúde é justamente visualizar e traduzir as informações que seu corpo apresenta, junto com você. Enganamo-nos quando encontramos uma pessoa com físico evoluído e logo perguntamos: "Como ficar como você?", "Como ficar com essas pernas, abdome e braços?". É ingênuo pensar que existe uma fórmula rápida para o sucesso.

Cada organismo é singular, a única certeza que podemos ter com a evolução de outra pessoa é que aquele resultado é possível, porém devemos encontrar nossos próprios caminhos. É nessa fase que seu profissional de saúde vai ajudá-lo, e com você identificará a forma mais eficaz para o seu organismo. Caso contrário, bastaria seguir uma simples dieta e treino retirados de qualquer revista ou da internet para termos ótimos resultados – e se você já seguiu alguma dieta pronta, sabe que os resultados não a acompanham.

Para começar, se você está de mal com a balança, trago uma boa notícia: você não precisará dela, pois é exatamente quando a utilizamos como principal unidade de medida que nos iludimos e acabamos nos frustrando. A balança é um aparelho que mede o corpo humano como um todo, então o número que visualizamos é a soma da quantidade de massa magra (músculos), gordura corporal, conteúdo ósseo e líquido que o corpo apresenta, mas o que nos interessa é apenas a informação sobre o aumento da massa magra e a redução da quantidade de gordura corporal.

A maior parte das dietas prontas utiliza como principal estratégia de emagrecimento justamente a restrição calórica (comer pouco), em que o indivíduo perde líquido e massa magra, ganhando uma aparência pouco saudável e a ilusão de estar no caminho certo, com base no que a balança indica. É por essa razão que a maioria dos exames físicos em consultórios de nutrição ou academias é realizada por dobras cutâneas, em que é utilizado um equipamento chamado adipômetro. É uma espécie de pinça para medir as dobras de alguns pontos do corpo, como tríceps, costas, abdome e coxa, assinaladas pelo dedo indicador e polegar de quem está aferindo. Os valores são inseridos em fórmulas para que seja obtido o percentual apenas de gordura corporal.

Dessa forma, se não temos poder aquisitivo para contratar um profissional, é interessante dar atenção especial ao espelho (conhecer nosso corpo), pois nosso reflexo não irá nos enganar. Perceba as reações que o seu corpo e o seu organismo lhe apresentam; eles estão constantemente tentando alertá-lo. Se você tem boa condição financeira, procure um profissional de saúde com o intuito de fazer uma prevenção. Ele vai poder instruí-lo e assessorá-lo nesse processo; não precisa esperar as doenças surgirem para procurá-lo. Saiba que existe um ramo da saúde que cuida exclusivamente da prevenção, e não unicamente da cura, como habitualmente pensamos.

No que se refere à alimentação, inicialmente devemos compreender os percentuais de nutrientes de que precisamos, principalmente dos macronutrientes: proteína, gordura e carboidrato. Entre os alimentos escolhidos, certifique-se de estar consumindo boas fontes de fibras, vitaminas e minerais; os vegetais serão grandes aliados para a ingestão de micronutrientes. Divida esses nutrientes em seis ou sete refeições diárias e evite porções grandes. Temos que fracionar as refeições, lembra-se?

Quando for a um restaurante que comercialize pratos prontos e fartos, caso não necessite de tantos nutrientes naquele momento, procure escolher uma opção de tamanho menor, compartilhe com um amigo ou leve o restante para casa. Antes de montar o prato, pense que ele deverá conter um percentual de proteína, gordura e carboidrato, todos de alta qualidade, mas esse será apenas um ponto de partida.

Lentamente, faça pequenas mudanças. Seu corpo vai se ajustar mais facilmente e essas mudanças acabarão se tornando um hábito naturalmente. Você deve, preferencialmente, ser capaz de se conhecer e visualizar se está conseguindo atingir os resultados que almeja; se a resposta for negativa, você saberá que precisa alinhar sua alimentação ou nível de atividade física de modo a respeitar a sua individualidade.

Digamos, por exemplo, que uma hora depois de sua última refeição você ainda esteja se sentindo muito cansado – nesse caso, há chances altíssimas de você não estar comendo corretamente, de acordo com o seu metabolismo e a atividade que pratica. Por isso, é importante perceber os sinais que seu corpo envia; ele sabe a quantidade de comida suficiente para você. Principalmente pessoas obesas que buscam diminuir o índice de gordura corporal.

Sabe aquele momento durante a refeição, em que a fome foi suprida e você percebe uma agradável sensação de plenitude? É o seu organismo tentando avisar que já comeu a quantidade ideal, muito diferente de comer até o limite, até aguentar – nesse caso, você se sentirá cansado, principalmente se comer muito rápido, pois poderá facilmente ignorar o momento em que a sua alimentação já está suficiente, correndo o risco de comer demais. Então coma devagar e aprecie a comida. Se você se sentir desconfortável cerca de uma hora depois de ter comido, é provável que isso se deva à combinação errada de proteínas, gorduras e carboidratos.

É um equívoco esperar a fome chegar para então decidir o que comer. Não precisamos de uma bola de cristal para compreender que teremos fome no dia seguinte, ou melhor, nas próximas horas. Portanto, o ideal é decidir com antecedência quais serão as refeições do próximo dia. Inicialmente, divida as refeições do dia seguinte em seis ou sete potes, com boas fontes de proteínas, carboidratos e gorduras. Enriquecê-las com fontes de fibras, vitaminas e minerais é fundamental. Será um excelente ponto de partida, e seu profissional de saúde poderá orientá-lo quanto às quantidades adequadas.

Vamos voltar ao exemplo anterior: suponha que uma hora depois de sua última refeição você continue se sentindo cansado, além de ter uma forte necessidade de tomar um cafezinho ou de comer algo doce. Esses são sinais claros de que as relações entre os nutrientes estavam longe do ideal. Na próxima refeição, tente mudar as relações entre proteína, gordura e carboidrato; como resultado, você vai se sentir consideravelmente melhor ou pior, mas nesse caso vai entender o que não deve comer. Sei que não é fácil, o caminho é longo, mas os resultados são vastos e promissores.

❖ Nutrição esportiva ❖

Ei, espere, não troque de capítulo. Mesmo que você não pratique atividades físicas, este tópico vai ser de grande importância para a sua vida.

Você já parou para pensar por que atletas levam o corpo ao extremo? Basicamente para encontrar os limites humanos, saber até onde são capazes de chegar. Em certo grau, todos nós temos essa curiosidade. Quando você assiste aos jogos olímpicos ou a qualquer outro esporte envolvendo força e resistência, nunca se pegou imaginando até onde vai a capacidade humana? Saiba que a ciência está diretamente vinculada à observação. E é justamente observando a *performance* dos atletas que profissionais da saúde acabam comprovando ou mesmo compreendendo os caminhos possíveis e estratégias mais eficazes para chegar ao limite de nossa capacidade.

"Humm... então, se eu pratico atividades leves, apenas com intuito recreativo, a nutrição esportiva em nada poderá me ajudar?". Pelo contrário! Mesmo que você seja sedentário, deverá dar atenção especial aos assuntos relacionados com nutrição esportiva. Nesse caso, se a ideia for se livrar das gordurinhas ou mesmo manter ou aumentar a massa muscular, você deverá estudar e acompanhar a nutrição de fisiculturistas.

Entre atletas de culturismo é natural e bastante habitual que busquem, fixamente, conservar um baixo percentual de gordura corporal, mesmo em períodos denominados off-season – fora de competições. Por isso é o esporte mais indicado e embasado em conhecimento teórico e prático para quem deseja entender como ganhar ou perder peso. Com isso pretendo mostrar que todos podem se beneficiar dessas estratégias, mas de acordo com a realidade de cada um, sempre respeitando a individualidade.

Existem itens básicos nos planos desses profissionais que todos nós deveríamos conhecer e seguir, independentemente de nossos objetivos pessoais, mesmo quando pensamos em saúde e bem-estar, ou melhor, principalmente quando buscamos saúde e bem-estar. Em certo grau, o que todos buscam é justamente ganhar ou perder peso, e tenha certeza de que o culturismo é o melhor esporte para nos mostrar na prática o caminho para ambos os casos.

Se ainda não consegui convencer você, deixe-me fazer uma confissão: mesmo quando eu estava finalizando a graduação em Nutrição, ainda me deparava com barreiras e conceitos um tanto contraditórios, em que os livros pareciam não me mostrar uma resposta. Até mesmo quando estava finalizando o mestrado em Nutrição e Alimentos encontrei obstáculos para localizar materiais teóricos que fundamentassem minhas teses sobre controle no ganho de peso e saciedade; foi precisamente observando a prática de *bodybuilders* que pude direcionar os meus estudos com a certeza de estar no caminho certo. Saiba que o fisiculturismo é o esporte que rege os parâmetros da musculação e, consequentemente, da nutrição esportiva. Temos de dar atenção especial à evolução dos estudos sobre alimentos e treinamento nessa área.

Antes de dar continuidade, vamos entender como surgiram os estudos e o papel do nutricionista. Afinal, esse conceito de nutrição para emagrecimento, nutrição funcional, nutrição esportiva, entre outras áreas em que se divide a nutrição, acaba confundindo a cabeça de todos nós.

Particularmente, entendo que nutrição tem um único conceito – podemos fazer uma analogia com carros. A nutrição esportiva, nesse caso, seriam os carros esportivos de Fórmula 1, em que cada detalhe faz toda a diferença; porém, as mesmas empresas que desenvolvem essa tecnologia de ponta levam esses conceitos para os carros tradicionais de passeio, e com a nutrição não é diferente.

A nutrição esportiva acaba ditando as tendências da nutrição convencional. Para ficar mais claro, vamos entender resumidamente a trajetória da nutrição: apesar de os alimentos fazerem parte da nossa vida desde os primórdios dos tempos, ao contrário do que acontece hoje, nossos ancestrais primatas se alimentavam unicamente com a finalidade de se manterem vivos.

Todavia, com a produção em massa proporcionada pelas indústrias alimentícias, o acesso aos alimentos ficou mais fácil e esse fator modificou nosso estilo de vida, nos dando a possibilidade de escolhê-los com base em nosso prazer pessoal. Com o poder de escolha, não demorou muito para aumentarem os casos de obesidade, e as doenças ligadas ao coração passaram a ser frequentes. Diante desse cenário, viu-se a necessidade de aprofundar os estudos relacionando obesidade com alimentação, e, resumidamente, entraram no mercado os nutricionistas, trazendo a preocupação com a qualidade de vida proporcionada pelo que ingerimos, ou seja, é uma área relativamente nova.

Desde então, nutricionistas tradicionais passaram a estudar a quantidade de alimentos que podemos comer e, em segundo plano, quais alimentos não devemos consumir. Evoluímos muito nesse sentido, e, desde a primeira escola de Nutrição no Brasil, em 1939, é evidente o crescimento dessa área de estudo no Brasil. Com toda essa preocupação com a qualidade de vida, é fundamental citar o crescimento das atividades físicas, pois esses dois assuntos estão interligados. Não podemos falar de saúde sem associar alimentação e treinamento. Felizmente cresce o número de academias de musculação, a forma mais prática, simples e eficiente de manter ou aumentar a massa magra, indispensável para o bom desempenho de nosso corpo até a velhice.

Entretanto, até poucas décadas atrás, com a falta de estudos científicos direcionados à nutrição esportiva, os amantes da musculação aprendiam da forma mais básica: por tentativa e erro. Nesse estágio entraram os *bodybuilders*, não necessariamente quem sobe ao palco para competir, mas pessoas que levam a musculação ao limite, como estilo de vida. Graças a esses profissionais, a nutrição evoluiu drasticamente em curto período, e não é à toa que as informações divergem e nos confundem, pois, curiosamente, a prática estimulou e contestou a teoria.

Principalmente os estudos que buscavam simplificar e estabelecer um padrão a ser seguido por todos, que se mostravam magníficos no papel, não demonstraram a mesma eficácia na prática – com isso meu intuito não é dizer o que está certo ou errado. Pelo contrário, não acredito em "certo" ou "errado", e sim em "bom" ou "ruim" para o seu caso individual. Vou apresentar a seguir sete temas com o intuito único de fazer você analisar e passar a criticar diariamente as informações.

1 Nossa genética nos mostra que somos únicos, desse modo devemos tomar cuidado com as comparações. O Altíssimo criou todos nós com a capacidade de vencedores, ou seja, todos nós podemos atingir excelentes resultados. Competições entre pessoas e padrões preestabelecidos são conceitos criados pelo homem – por nós mesmos. Divido com você um exemplo pessoal: no público feminino, a redução de gordura corporal é acompanhada por uma redução evidente do busto, e nosso país infelizmente possui conceitos de padrões preestabelecidos fortemente divulgados, tendo conseguido inclusive uma ótima posição na lista dos países com maior número de cirurgias estéticas.

Assim, questionei-me inúmeras vezes se deveria entrar na onda do silicone para me sentir mais feminina. Mas não aderi a essa prática e certamente não julgo quem a escolhe, no entanto busco divulgar que não deveríamos sofrer esse bullying psicológico. A feminilidade da mulher e a masculinidade do homem virão de nossas atitudes e não desses conceitos infelizes.

Dessa forma, não se iluda ao abrir uma revista e ver anúncios de alimentos saudáveis, com garotos e garotas-propaganda com corpos atléticos, nos relatando suas supostas dietas ou treinos e, portanto, nos levando a imaginar que devemos ingerir os mesmos alimentos ou praticar o mesmo cronograma de atividades e ficar como eles para sermos saudáveis. Além, claro, do marketing apelativo da capa: "Abdome definido em x meses".

Saiba que esses modelos muitas vezes são atletas e possuem percentual de gordura corporal abaixo de 10%, além de estarem praticando atividades orientadas e uma alimentação alinhada com o seu objetivo há anos; mesmo assim, em alguns casos entram em dietas específicas, semelhantes às de pré-competição, apenas para tirar as fotos. Não relacione o seu resultado com a evolução de outro indivíduo, principalmente com relação ao tempo, pois, muitas vezes, passamos anos descontentes com nosso físico e, seguramente, poucos meses não são suficientes para atingir nosso melhor resultado – não existe fórmula mágica. Não podemos utilizar a foto de um pôster ou de revista, realizada em estúdio com luz, equipamentos e maquiagem apropriados, para nos compararmos a determinado profissional, com a falsa ideia de que aquele atleta possui um corpo simétrico, proporcional e perfeito durante os 365 dias do ano.

Saiba que teremos dias bons e ruins, desse modo precisamos moldar nossos planos de acordo com nossa realidade em cada período de nossas vidas. Esqueça os padrões de beleza preestabelecidos, até porque, dependendo do trabalho que você exerce, seguramente não conseguirá atingir um bom nível de energia ao longo do dia com percentuais de gordura tão baixos como os de atletas profissionais. O fator psicológico está diretamente relacionado com a dieta que você segue, e se o percentual de gordura corporal ficar abaixo de 10%, inevitavelmente acarretará maior nível de estresse.

2 O segundo tema possui bastante relação com o assunto anterior – agora vamos falar sobre o tempo. Não se iluda com ele. Claro que o caminho não é fácil, mas ficará menos difícil se o dividirmos em uma luta diária, até se tornar um hábito em nossas vidas, em que venceremos milímetro por milímetro. Em um período de seis a doze meses será possível visualizar uma boa evolução, que nos acompanhará para sempre.

Muitos pacientes me questionam: "Quanto tempo devo seguir em dieta?". Eu digo que essa pergunta não está adequada; para ficar claro, seria como eu perguntar: "Vai querer comer todos os dias até quando?". A resposta para ambas será a mesma. Mudar o nosso corpo está relacionado com um conflito pessoal constante. Algumas pessoas buscam encontrar atalhos e caminhos mais fáceis por meio de conversas com diferentes nutricionistas, médicos, educadores físicos ou atletas, para então chegarem ao ilustre sucesso. Não há nada de errado em procurar os melhores profissionais, mas eles não têm nenhuma fórmula milagrosa. O objetivo deles é justamente elaborar um plano de acordo com a sua própria individualidade, mas esse é um trabalho a quatro mãos, realizado com você. O profissional não conseguirá fazer o trabalho sem a sua ajuda.

Vamos colocar de outra maneira: pense que você está diante de uma porta com fechadura apenas do seu lado, do outro lado está o seu profissional de saúde. Ele poderá instruir e orientar, mas abri-la dependerá exclusivamente de você. Procure profissionais com credibilidade na sua região, que se enquadrem no seu objetivo. Você não deverá ficar trocando o profissional constantemente com o objetivo de impulsionar o resultado, pois isso depende principalmente de você.

3 Agora que entendemos que nós somos únicos, certifique-se de respeitar essa individualidade. Não raro encontro pessoas seguindo famosos do mundo fitness nas redes sociais ou mesmo por meio de revistas, tentando de forma infeliz repetir suas estratégias nutricionais ou cronograma de atividades, esquecendo-se de que cada pessoa é singular e que é preciso antes de qualquer coisa trazer essas estratégias para a realidade de cada um.

Há famosos que divulgam suas próprias evoluções, no entanto isso não significa que você terá o mesmo resultado nem mesmo que o sujeito tenha divulgado todas as etapas. Você poderá utilizar a evolução de outra pessoa como uma espécie de esboço, um ponto de partida para saber que o resultado é possível, e alinhar as informações de acordo com o seu objetivo individual. Dessa forma, se um profissional com credibilidade no esporte que você acompanha divulgou que entre as fontes proteicas a carne de costela é menos anabólica do que o corte de patinho, você poderá levar isso para o seu dia a dia sem problemas; entretanto, se esse mesmo profissional está consumindo um ou dois quilos de carne por dia, obviamente não significa que você deve ingerir a mesma quantidade. Poderá ter um resultado oposto, inclusive, pois precisamos respeitar nosso peso e condicionamento físico naquele momento, de acordo com nossos próprios objetivos e realidade.

Outro ponto importante a ser ponderado: ao buscar

informações, não se iluda com estratégias profissionais, como cortar carboidratos; retirar o sódio da alimentação; praticar aeróbicos em jejum, entre outras. Certamente elas são válidas, mas não para todos os casos. Essas estratégias são formuladas para profissionais em períodos específicos, acompanhadas por um profissional de saúde e de acordo com a maturidade de cada atleta.

Se o seu objetivo é ganhar massa muscular ou diminuir a gordura corporal, a sua única preocupação inicial é ir ao ginásio e fazer um treino elaborado por um professor de educação física. O treino deve ser aliado a uma alimentação adequada e orientada por um nutricionista, se assim a sua situação financeira permitir. Depois, descanse. Saiba que é durante o sono que nosso corpo consegue se restaurar física e psicologicamente. Crie maturidade para então pensar em uma estratégia com o seu profissional de saúde. Estratégias geralmente são utilizadas para corrigir pequenos erros em curtos períodos, não em longo prazo, como, na prática, alguns leigos fazem.

4 "Li que existe um alimento utilizado na China para perder peso, o que você acha?", "Um colega de trabalho perdeu peso com a dieta do conto de fadas, é possível?", "Meu amigo está usando um *shake* que substitui uma refeição – serve para todos, posso tomar?". Eis aqui o quarto ponto, que nos serve de alerta: não siga informações modistas. Quando os benefícios de um alimento são largamente propagados nos meios de comunicação, logo as pessoas pensam: "Se a fibra alimentar é boa, então muita fibra deve ser melhor". Por exemplo, quem nunca foi correndo ao mercado fazer compras ao descobrir que linhaça, chia ou determinado alimento era "bom"? Ou mesmo quando nos dizem que determinado alimento é "ruim" e por conta disso tentamos evitá-lo a todo custo, como no caso das frituras – mas saiba que ao fritarmos com óleo de coco, por exemplo, alguns malefícios mencionados pela mídia perdem o sentido.

Esse tipo de pensamento é bastante ilusório e superficial. Nutrição é uma ciência humana e está em constante movimento, em que cada pessoa irá reagir de forma diferente a determinado grupo de nutrientes. Sempre que escutar: "Coma isso, não coma aquilo", não leve ao pé da letra; quando o assunto for relacionado com nutrição e treinamento, a resposta para as suas perguntas deverá iniciar com "Vai depender de alguns fatores", caso contrário, desconfie. Não existe verdade absoluta nesse meio. Não se trata simplesmente de acertar nos alimentos, e sim nos hábitos. As dúvidas sempre vão nos assombrar (mesmo entre os melhores profissionais) e, sem exagero, elas são diárias; o segredo é aprender a conviver com elas e utilizá-las como motivação para nosso constante progresso. Afinal, poucos alimentos são sempre bons ou sempre ruins.

Embora alguns não sejam ideais em determinados momentos do dia (açúcar, por exemplo), vários alimentos podem realmente ser benéficos durante outros períodos (no pré ou pós-treino, por exemplo). Dependendo de seu metabolismo, se você tem características do ectomorfo, como grande dificuldade em ganhar peso, itens polêmicos como leite, feijão, arroz branco, farinha branca e hipercalóricos poderão ser facilmente administrados no seu plano alimentar.

Não podemos simplesmente retirar alimentos do cardápio quando a mídia modista nos informa, por exemplo, sobre os perigos do leite; no entanto, esquecem de mencionar que ao eliminá-lo de sua alimentação você deverá acrescentar outra fonte de cálcio.

Quando a mídia nos vende o conceito de que todos precisam consumir carboidratos de baixo índice glicêmico, que todos precisam dar preferência a arroz e farinha integrais, não leve ao pé da letra. Habitualmente esses conceitos são elaborados para pessoas com alimentação pobre em nutrientes e seguramente não servem para todos. Esse conceito de nutrição para dietas pobres em nutrientes explica o fato de procurarmos um nutricionista apenas quando estamos obesos ou um médico que nos oriente devido a alguma patologia.

Esse não é o papel do nutricionista moderno; poderíamos, por exemplo, buscar nossos profissionais de saúde com a intenção de prevenir doenças. Mesmo que você já tenha uma dieta equilibrada, poderá aperfeiçoar objetivos, como aumentar a disposição, a *performance*, melhorar o condicionamento físico, a qualidade do sono, a oleosidade da pele, entre inúmeros outros.

5

Antes de escolher os alimentos ou o cronograma de treinamento, saiba que entender o seu objetivo já será metade do seu sucesso. Pessoas cujo trabalho demanda muita energia devem malhar, descansar e comer para ter mais disposição, e não para tentar atingir um percentual de gordura abaixo do padrão. Até porque o seu desgaste mental será muito grande. Pessoas que têm empregos tradicionais não precisam atingir um físico de capa de revista. Elabore com seu instrutor de educação física um treinamento direcionado para a manutenção da massa muscular com intensidade coerente com o seu emprego atual, e será com base no treinamento que o seu nutricionista poderá elaborar o seu plano.

Não tenha medo de realizar o treinamento dentro de um ginásio, com a falsa ideia de que terá excesso de musculatura. Os homens e mulheres com excesso de músculos que você visualiza quando pesquisa por *bodybuilders* são campeões, ou seja, exceções. Por exemplo, você tem medo de colocar uma bola entre os pés e ficar como o Pelé ou Neymar? Será que se você entrar em uma piscina se transformará no Xuxa ou no Cielo? Da mesma forma, não precisará ter medo de ficar com excesso de músculos; não se compare com a exceção, vá treinar sem medo. Verá que os benefícios serão imensuráveis.

6 Você já deve ter percebido que o nosso organismo é bastante eficaz em capturar os alimentos que ingerimos e transformá-los em gordura corporal, porém o mesmo não acontece com outros nutrientes dos quais carecemos constantemente. A sexta etapa é fracionar suas atuais três refeições (desjejum, almoço e jantar) em seis ou sete refeições diárias. Algumas pessoas precisam da mesma proporção de proteína, gordura e carboidrato em todas as seis ou sete refeições do dia; outras precisarão de variadas proporções de nutrientes em cada refeição para atingir os resultados esperados ou mesmo um bom nível de energia e bem-estar. Não existe uma regra inflexível nesse quesito.

A ideia de que todos nós precisamos consumir uma quantidade exata de proteínas, carboidratos e gorduras de acordo com nossa altura e peso não é comprovada na prática; cada organismo se mostra único. Conforme o exemplo do capítulo anterior, vamos utilizar duas pessoas com 1,70 m e 90 quilos, para ficar mais claro. A partir dessas duas informações, será que podemos afirmar que ambas têm a mesma necessidade nutricional? Não será tão simples.

Digamos que a primeira possui excesso de gordura corporal e pouco volume muscular, enquanto a segunda possui maior volume muscular e baixo percentual de gordura; no segundo caso, certamente a necessidade de proteínas por refeição é maior. Além da proporção, quando o assunto é ganho de massa e diminuição de gordura corporal, existem proteínas melhores que outras, carboidratos melhores que outros e gorduras melhores que outras. Não podemos simplesmente dividir os alimentos dentro desses grupos ou mesmo agrupá-los em forma de pirâmides. O que devemos fazer é ponderar sobre quais são as melhores fontes – por exemplo, a proteína animal se mostrou mais completa e anabólica do que a vegetal.

Dessa forma, esqueça os números e as comparações! Não podemos simplesmente questionar: quantas calorias ou gramas de proteína eu posso consumir? Mudando as fontes dos alimentos que ingere, mesmo que se mantenham as calorias, você poderá alterar o seu metabolismo, perfil hormonal e composições de ganho e perda de peso.

Além de entender que existem nutrientes (carboidratos, proteínas e lipídios) melhores e piores, também há um conceito mais complexo: os horários de consumo fazem diferença.

Isto é, os nutrientes são os mesmos, mas comer o alimento de manhã, à tarde ou à noite e, da mesma forma, no pré ou pós-treino, faz diferença no ganho ou perda de peso. Quem pratica atividades físicas naturalmente se preocupa com as refeições pré e pós-treino; no entanto, em muitos casos, acaba dando menos importância às demais refeições do dia, sobretudo nos dias em que não treina.

Saiba que o corpo precisa de nutrientes a todo momento. Mesmo que não tenha entrado em uma academia hoje, possivelmente seu corpo ainda está reconstruindo os músculos treinados ontem. Então, pare de considerar uma refeição mais importante que a outra e alimente-se bem seis ou sete vezes por dia. Quando o seu plano estiver alinhado, preocupe-se, em um segundo momento, com suas refeições pré e pós-treino. O caminho do sucesso está no conjunto da obra e não em períodos singulares e específicos.

Saber o melhor horário para consumir os nutrientes é um conceito bastante moderno da nutrição. Por exemplo, mesmo para quem tem facilidade de ganhar gordura ingerindo carboidratos (como o endomorfo), o período após o exercício é um dos momentos em que nosso corpo mais necessita deles. Nesse caso, a pessoa poderá até mesmo diminuir o consumo nos horários longe dos treinos e adicioná-los logo após o treinamento, o que vai ajudar inclusive na formação de novos tecidos.

Observe: se o seu pós-treino ficou entre 0,6 g de carboidrato por quilo e 0,4 g de proteína por quilo – digamos que você pesa 70 quilos e, consequentemente (de acordo com o exemplo anterior), consumiu aproximadamente 42 g de carboidrato e 28 g de proteína no período pós-treino –, suas próximas refeições poderão se inverter gradativamente, ou seja, maior proporção de proteína e gordura e menor quantidade de carboidrato. Da mesma forma, se no período de treinamento as proteínas e os carboidratos de rápida absorção foram destaques, nos dias em que você não treinar ou seis horas após o treino, deverá evitar esses itens e optar por carboidratos complexos e proteínas de lenta absorção.

Claro que são somente exemplos, e o que podemos visualizar com eles é que a nutrição certa no momento certo irá beneficiar e impulsionar o seu desempenho e resultado. Se você for fisicamente ativo e sua dieta não estiver regulada, todo o esforço que teve dentro do ginásio será prejudicado. Se você consumir itens ricos em açúcar (refrigerantes, biscoitos, chocolate ou guloseimas) durante o período em que vai permanecer parado, possivelmente os níveis de triglicerídeos no seu sangue vão aumentar junto com o colesterol ruim e prejudicar os níveis de insulina, hormônio que regula a entrada de nutrientes nas células musculares. Logo, você provavelmente estará mais propenso a ficar com sobrepeso ou com doenças ligadas ao coração, além da diabetes.

Certamente esses itens não deveriam fazer parte de nossa dieta (ricos em açúcar ou superprocessados); no entanto, se for consumi-los, o melhor horário seria logo antes ou após o treino, pois os seus músculos estarão mais preparados para receber esses nutrientes e você passará a controlar o seu organismo a seu favor e não contra você. Já em dias em que não praticar exercício físico, ou seis horas após uma atividade, um carboidrato complexo seria preferível no lugar de um carboidrato simples. Nesse caso, ao optar por um carboidrato simples, poderá misturá-lo com uma proteína ou enriquecer seu teor de fibras com aveia ou linhaça, de modo a diminuir a velocidade de absorção do alimento.

Agora que você já sabe que carboidrato não é tudo igual, resumidamente utilizando como padrão uma média que incluiria o maior número de pessoas, podemos dividir os carboidratos em três grupos: os refinados de rápida absorção, como açúcar, alimentos processados, refrigerantes, alguns sucos de fruta – deverão ser consumidos raramente. O ideal é não consumir esses itens, mas, se o fizer, que seja antes ou até uma hora após o treino.

O segundo grupo seriam os carboidratos ricos em amido, como milho, arroz, massas, mandioca, batata-doce, que deverão ser utilizados tanto antes como após os treinamentos, porém, em dias em que não treinar, você poderá consumi-los em menor quantidade em relação às proteínas e gorduras.

O último grupo são os carboidratos ricos em fibras, como vegetais (brócolis, couve, vagem, beterraba, cebola, agrião), legumes e a maioria das frutas *in natura* (sucos entram no primeiro grupo). Quanto a esse último grupo, se a sua ideia for apenas manter um físico saudável, você não precisará se preocupar com horário específico; poderá consumi-los ao longo do dia, sem grande problema com o resultado perante o seu treinamento. Porém, se você tem dificuldade em ganhar peso (ectomorfo) e se a ideia for justamente ganhar massa muscular, não tenha medo de adicionar carboidratos em seu plano, sempre controlando os horários e as melhores fontes de carboidratos.

7

Um excelente caminho para alinhar a alimentação ao treinamento é pensar constantemente em duas palavras: anabolismo e catabolismo. Se você já fez ou faz musculação, deve ter percebido que para ganhar novos músculos não basta simplesmente levantar pesos. É um pouco mais complicado que isso: você verá que precisamos aprender a contrair, tensionar e isolar o músculo quando trabalhado em um ginásio. Existem estratégias de acordo com cada objetivo, aliás, nutrição e treinamento podem parecer simples, mas saiba que todos os assuntos relacionados a esses temas são complexos quando nos aprofundamos.

Ao passar por uma atividade desgastante resistida com pesos, precisamos entender que ocorrem dois fenômenos: anabolismo (aumento de massa magra) e catabolismo (diminuição de massa magra). Você sabia? Isso mesmo! Durante o treino, saiba que você estará quebrando tecido e não somente ganhando novos; inclusive, o anabolismo virá principalmente no pós-treino. A nutrição esportiva, atualmente, trabalha exatamente para diminuir os períodos de catabolismo e aumentar e auxiliar o anabolismo. Como?

Vamos usar como exemplo o seu pré-treino. Se uma hora antes do treino você utilizar uma fonte de carboidrato e uma proteína completa ou mesmo grupos de aminoácidos (BCAA, creatina e glutamina), vai aumentar o fluxo sanguíneo muscular e diminuir as suas concentrações de cortisol. Dessa forma você diminui o catabolismo durante o treinamento e terá energia circulante, o que aumentará a resposta dos exercícios.

Após o exercício nosso organismo tende a continuar catabolizando, por isso é um horário oportuno para ingerir novamente uma proteína de rápida absorção, auxiliando assim na construção de novos tecidos. A melhor opção nesse momento seria uma fonte de proteína líquida isolada ou hidrolisada, como a proteína do soro do leite. Porém, seus músculos levarão horas para se recuperar, por isso lembre-se de consumir uma refeição sólida com carboidrato e proteína de alto valor biológico no máximo duas ou três horas após o treinamento intenso.

Claro que a quantidade e as fontes variam para cada pessoa – é praticamente impossível formular uma dieta pronta, com números exatos, já que a quantidade de nutrientes vai depender de vários fatores: intensidade do exercício; tempo de sono; tipo de exercício; condições de saúde; medicamentos; composição corporal; até itens mais complexos, como condição do clima do lugar onde você vive e objetivos que possui.

Por isso, precisamos compreender nosso próprio organismo – optar por arroz branco ou integral? Pós-treino sólido ou líquido? Não existe uma resposta exata. Existem técnicas, entretanto não há regras engessadas, e isso é extraordinário nesse meio: as adaptações e os limites que o cérebro e o corpo criam são superados a todo momento.

Hoje, esses pontos, apesar de serem modernos para a maioria da população, são básicos na vida de um atleta, são teorias comprovadas na prática durante muitos anos de evolução do *bodybuilding*, mas não é o que ocorre com a alimentação da maioria da população. Eu bato na tecla no sentido de que o culturismo é o esporte que detém as melhores estratégias para ganho de massa, pois a maioria dos esportes é praticada ou treinada em poucas horas diárias. No entanto, quando falamos em musculação, na realidade estamos falando em 23 horas diárias de anabolismo e 1 hora diária de catabolismo. O treinamento dentro do ginásio vai durar apenas 1 hora, basicamente com o intuito de quebrar tecido muscular (catabolismo), sendo que as outras 23 horas do dia de um atleta são dedicadas a criar novos tecidos, seja comendo ou dormindo. Com isso ele acaba compreendendo as respostas do corpo humano perante alimentos e treinamento e, consequentemente, ditando tendências e comprovando na prática teorias sobre ganho de massa magra ou perda de gordura corporal.

Ao longo dos anos, nutricionistas tradicionais mostraram estudos bastante eficazes e interessantes sobre a quantidade necessária de nutrientes para o correto funcionamento do organismo, e quais são os nutrientes presentes em cada um dos alimentos disponíveis para consumo.

Logo, nos perguntamos: "Se dois alimentos estão classificados no mesmo grupo alimentar, por que na prática dão resultados diferentes?". É para esse ponto que os estudos da nutrição estão se direcionando. No passado, enquanto nutricionistas tradicionais mencionavam que o papel dos brócolis é fornecer vitaminas, minerais e fibras, por exemplo, estudos modernos de nutrição esportiva revelam que os alimentos transcendem o papel de nutrir. O quê? Como? Isso mesmo!

Vou explicar: no caso dos brócolis, a teoria nos mostra que eles contêm um fitoquímico que auxilia na liberação equilibrada de estrógeno, o Indole-3-Carbinol (I3C), que, indiretamente, vai regular a testosterona. Então, a sua utilização na dieta não será apenas para nutrir o corpo com boas doses de vitaminas, minerais e fibras, portanto não podemos apenas pensar no nutriente de forma isolada.

Ao estudar sobre os nutrientes presentes nos alimentos, como, por exemplo, no ovo de galinha, você verá que ele é bastante completo, principalmente no que se refere às proteínas, pois é o alimento com maior qualidade e quantidade de proteína.

Tendo isso em vista, será que podemos utilizar apenas o ovo como fonte proteica e nos esquecer de outros alimentos? Infelizmente não é tão fácil. Nosso organismo precisa de diferentes fontes para formar suas próprias proteínas com ligações únicas e distintas. Mesmo quando nos referimos aos suplementos alimentares, podemos citar a Whey Protein (proteína do soro do leite), comercializada basicamente em três tipos principais, cada um refletindo um grau diferente de filtragem e processamento. São eles: concentrado, isolado e hidrolisado.

As versões hidrolisadas e isoladas possuem peptídeos únicos, formando um produto de superior e efetiva qualidade, que vão trabalhar de forma singular e única, auxiliando o trabalho de hormônios, inclusive de saciedade. No entanto, versões com processamento mais simples, como o concentrado, não serão capazes de realizar. Dessa forma, a versão isolada não deve ser utilizada apenas pensando na velocidade de absorção e no teor de proteína presente, como muitos imaginam, e sim na combinação de peptídeos que ela apresenta.

Para quem ficou confuso com tantas informações, trago uma boa notícia. A principal lição que podemos aprender com atletas é exatamente não seguir dietas e treinamentos prontos que se apliquem a todos, mas sim respeitar a nossa individualidade, aprendendo a escutar nosso corpo. Não que isso seja fácil, pois, definitivamente, não é. Todavia é uma prática diária, então precisamos aprender a visualizar nosso corpo, observar os resultados e alinhar alimentação com atividade de acordo com a nossa realidade. Por exemplo, será que é possível ganhar massa magra e perder gordura corporal ao mesmo tempo? Qual estratégia deverá ser utilizada?

Sim, é possível realizar ambas simultaneamente, no entanto percebo entre meus pacientes que essa estratégia ocorre naturalmente com alguns, enquanto não funciona com outros. Para algumas pessoas esse processo é bastante demorado, e seu professor poderá formular uma estratégia diferente: primeiro, ganhar peso e corrigir algum grupo muscular de forma mais rápida e, depois, iniciar um processo para eliminar a gordura, porém mantendo a musculatura adquirida. Da mesma maneira, ao observar profissionais de alto nível treinando, você logo notará que cada um possui uma linha de treinamento, de acordo com a biomecânica aplicada e adaptada ao seu singular desenvolvimento. Isso pode parecer aos leigos uma indicação de que o profissional está realizando o exercício de forma errada, mas precisamos entender que a estrutura que ele criou ao longo dos anos está adaptada para aquele exercício, o que não deve ser repetido por quem está há apenas poucos meses na academia.

Precisamos aprender a respeitar a nossa individualidade e o condicionamento atual. Precisamos aprender a respeitar o treinamento, a dieta e o descanso. O treinamento vai, lentamente, fortalecer seu corpo. A dieta fornecerá matéria-prima para substituir e construir novas células e tecidos. O descanso, por sua vez, vai ajudar na construção e possibilitar que seu corpo seja restaurado.

❖ Lipídios ❖

Lembra-se de que comentei no início do livro que teríamos um capítulo destinado aos lipídios? Então chegou a hora de falar sobre esse temido assunto: gordura. Entendo que tentamos fugir dela, pois ao longo dos últimos anos temos sido bombardeados com conselhos de médicos, cientistas e nutricionistas para comermos menos gordura, para o bem da nossa saúde. Propagandas em revistas, jornais e televisão vêm nos mostrando que a gordura ingerida está diretamente ligada a doenças provenientes da obesidade. Isso ocorre porque:

1 grama de proteína contém 4 calorias
1 grama de carboidrato contém 4 calorias
1 grama de gordura contém 9 calorias

Nossa, então a gordura é a grande vilã! Ou não é? Antes de dar a resposta, vamos entender o que são as temidas calorias. Basicamente, caloria é uma unidade de medida. Quando nos alimentamos, a comida no nosso organismo é metabolizada, gerando energia para a nossa sobrevivência, portanto nossa fonte de energia são as calorias presentes nos alimentos. Estamos constantemente utilizando energia e dependemos dela para funções básicas, como andar e pensar. Por isso algumas literaturas atribuem às gorduras a principal fonte de combustível de nosso corpo.

"Então posso comer alimentos que contenham calorias?".

Seguramente, sem calorias nosso corpo não poderia sobreviver. Essa ideia de que precisamos embarcar em um plano alimentar com restrição calórica é muito superficial. Praticamente todos os alimentos possuem calorias; você deve, preferencialmente, comer para ter energia ao longo do dia e conseguir executar todas as suas tarefas de forma eficiente. Aqui vale a regra de buscar alimentos que contenham as melhores fontes e fracioná-los de forma adequada.

Ou seja, não se preocupe com as calorias, mas sim com a qualidade dos nutrientes que está ingerindo. Lembre-se de que não podemos simplificar a nutrição em números. Conforme já comentei, um bombom e um bife pequeno grelhado de frango (peito) têm a mesma quantidade de calorias, mas nosso organismo não os compreende da mesma forma. Ele vai transformar o carboidrato do bombom (açúcar) em gordura corporal de forma mais eficaz do que se ingerirmos a gordura saturada propriamente dita (o colesterol do bife grelhado). Vamos colocar de outra maneira: você sabe dizer por que lobos são saudáveis comendo carne e, diferentemente disso, as vacas conseguem toda a energia e gordura necessária por meio de capim? Porque possuem metabolismos diferentes. Lobos se alimentando com capim ou vacas em uma dieta carnívora ficariam doentes e não se desenvolveriam. E tenha certeza de que nosso metabolismo está adaptado para ingerir o colesterol das gorduras provenientes dos animais.

Se você ficou confuso, vamos primeiramente entender o mercado alimentar. Essa ilusória noção de que gordura deve ser evitada ganhou força e acabou se expandindo em curto período de tempo. Houve até uma campanha massiva, encabeçada especialmente por profissionais de saúde, em um esforço generalizado para removê-la da nossa alimentação.

Indústrias alimentícias prontamente enxergaram uma oportunidade de mercado e foram rápidas para redesenhar as técnicas e processos de fabricação em suas empresas. Todo esse esforço para oferecer produtos com menor teor de gordura, dando a entender ao consumidor que o alimento é saudável, pois parte de sua gordura foi retirada. O negócio começou a se tornar tão rentável que até mesmo itens considerados vilões na alimentação passaram a aderir ao conceito de menor teor de gordura. Não demorou muito para menor teor de gordura virar sinônimo de alimento saudável. Hoje, basta ir a qualquer supermercado ou casa de produtos naturais para encontrar rótulos marcados com afirmações como "menos gordura", "30% menos gordura" ganhando destaque na parte frontal dos rótulos. Será que é tão simples? O problema é que as empresas retiram a gordura do alimento e, muitas vezes, adicionam inúmeros outros aditivos artificiais e uma série de produtos químicos que não deveriam fazer parte de nossa alimentação.

Basta sair às ruas para constatar que toda essa preocupação não fez a população ficar mais magra; pelo contrário, há um movimento na direção oposta: estamos ficando com excesso de gordura e, consequentemente, as doenças relacionadas com a obesidade estão mais frequentes. É fácil notar que algo não está certo, já que a mídia disseminou que retirando a gordura de nossa alimentação iríamos voltar a entrar naquela calça jeans antiga que parece ter diminuído. O resultado é que as pessoas estão com medo e um tanto confusas sobre o tema.

Na verdade, a gordura é de fato um nutriente importante para o nosso corpo e até essencial para uma série de hormônios. Ela é, portanto, parte indispensável da nossa dieta. Tal como acontece com todos os outros nutrientes, aplica-se também aqui a regra de que você deve comer gorduras de alta qualidade – e tentar evitar o tipo errado de gordura, como é o caso das gorduras trans hidrogenadas, utilizadas particularmente na produção industrial alimentar moderna.

Todos nós precisamos de gordura; sem ela não sobreviveríamos. Um homem saudável, que tem em média 10% a 15% de seu peso total em forma de gordura, tem excelente disposição. Essa gordura atuará na proteção de alguns órgãos e na construção das membranas celulares do corpo.

A gordura que ingerimos, especialmente a saturada, transporta as vitaminas solúveis em gordura ao redor do organismo, necessárias para muitas funções vitais, como se mover, enxergar e pensar. Como a maioria de nós pode facilmente perceber, nosso corpo é realmente bom em formar gorduras a partir de outras fontes de alimentos ingeridos. Porém, existem duas formas de adquirir gordura:

Pela produção do nosso próprio organismo, por meio de outros alimentos, principalmente carboidratos – dessa forma, muitas vezes é mais importante controlar o carboidrato para a redução de gordura corporal do que a própria gordura dos alimentos.

A outra maneira pode ser classificada segundo o grupo das gorduras "essenciais", que são as que nosso corpo não consegue produzir e devem ser ingeridas em boas quantidades por meio de nossa dieta – ômega 6 e ômega 3.

Em relação aos ômegas, é importante ressaltar que eles

devem caminhar juntos. Os valores adequados para um bom equilíbrio entre suas quantidades na alimentação são de 3:1, respectivamente, podendo chegar até 10:1. No entanto, comumente encontramos pessoas utilizando em excesso óleos refinados para cozinhar, chegando ao consumo de 50:1, ou seja, muito ômega 6 para pouco ômega 3, o que é extremamente prejudicial à saúde.

Mas a nossa ingestão de gordura não se limita aos ômegas. Saiba que, a partir do momento que deixamos de consumir o leite materno, nós estamos programados para comer gordura saturada e colesterol. Não precisamos ter receio; a História comprova que sempre comemos grandes quantidades de carne, seja de peixe, frango, pato, porco, vaca, entre outras. Somos adaptados geneticamente para comer a carne e o capim, como no exemplo do lobo e da vaca. É nesse ponto que muitas pessoas se confundem e limitam sua alimentação.

O leite materno, curiosamente, contém uma proporção muito grande de gordura. Em termos percentuais, mais de 50% das calorias do leite materno provêm de gorduras, muitas das quais são saturadas, pois possuem papel importante para o desenvolvimento do cérebro da criança e sanidade da mãe. O organismo compreende como prioridade dispor a gordura para o leite materno, e, às vezes, em uma dieta pobre faltará gordura para a lactante. Não é à toa que uma ingestão adequada de ômega 3, normalmente por suplementação, é fundamental e largamente propagada, principalmente para grávidas e lactantes.

O consumo adequado e com qualidade de gorduras traz benefícios para a saúde que vão desde um coração saudável, utilização como energia em atividades físicas, transporte das vitaminas A, D, E e K, até aumento do nível do bom colesterol (HDL).

Isso não significa que precisamos abastecer nosso corpo com excesso de bacon, linguiça, salsicha ou outros embutidos. Devemos escolher as melhores fontes de gordura e incluí-las em nossos planos alimentares, como carnes magras, gema, abacate, castanhas, óleo de coco, azeite de oliva extravirgem, entre outras, que serão muito bem-vindas em nossa dieta.

Não precisamos ter medo das gorduras e associar carnes a uma alimentação ruim – pelo contrário, ao comer um PF (prato feito com arroz, feijão, bife e batata frita), a maior parte da gordura de um bife de carne bovina (magra) será realmente boa para você, muito melhor para a sua saúde do que as batatas fritas que o acompanham. Em contrapartida, uma pequena parte dessa gordura provavelmente vai aumentar o seu colesterol ruim, o que não é perceptível para pessoas fisicamente ativas. Nesse caso, retire a gordura aparente antes de comer a carne e evite opções naturalmente gordurosas, como costela, cupim, bacon, salsicha, salame, linguiça, coxa e sobrecoxa de frango (com pele), por exemplo.

Troque por carnes magras, como alcatra, coxão mole, filé-mignon, maminha, filé de tilápia, peito de frango e lombo de porco. Curiosamente, muitos cortes suínos são mais magros do que peito de frango, pois a gordura do porco geralmente se concentra na parte externa da carne. Por isso esse tipo de carne fica com aspecto seco quando passa do ponto, justamente por ser pobre em gordura. O que quero dizer é que não é a gordura saturada que vai prejudicar a sua dieta: sabendo escolher fontes e quantidades apropriadas, você estará ajudando seu corpo a atingir excelentes resultados.

Se você ainda pensa em cortar a gordura saturada da sua dieta, saiba que automaticamente estará consumindo mais carboidrato e menos proteína, pois as nossas principais fontes de gordura são precisamente provenientes das proteínas. Com excesso de carboidrato, seu corpo vai produzir ainda mais gordura saturada, e com isso terá o efeito oposto ao desejado.

Se a gordura saturada não é a vilã, então quais são as gorduras que precisamos evitar? Bem, antes de saber a resposta, devemos compreender que a evolução da indústria alimentícia trouxe a possibilidade de os alimentos terem um prazo de validade maior, reduzindo os desperdícios e proporcionando a eles melhor textura e aparência. Mas, para isso, chegou-se às gorduras trans, que são óleos vegetais parcialmente hidrogenados. Seu consumo aumenta o risco de ataque cardíaco, além de enfraquecer o sistema imunológico. São encontradas no rótulo de diversos alimentos, como margarina, temperos prontos, misturas de sopas secas, pães industrializados, doces (sorvetes, chocolates, biscoitos), em muitos alimentos congelados, geralmente produtos de grandes indústrias, pois boa parte das empresas está mais preocupada com a longevidade de seus produtos do que com a longevidade dos consumidores.

Mas não vamos jogar toda a culpa nas grandes indústrias, pois muitos consumidores estão cientes e acabam consumindo esses alimentos pelo sabor, textura, validade e praticidade. Apesar de as gorduras de fonte animal serem importantes na nossa alimentação, as gorduras vegetais, como o azeite e os óleos, de forma geral, quando não são superaquecidas, podem ser utilizadas na dieta sem prejuízo aos resultados. O problema das gorduras vegetais está justamente quando passam pelo processo de hidrogenação, em que basicamente as moléculas são quebradas e a cadeia se rearranja. Essa nova gordura é que vai fazer todo o estrago em nossas artérias. A indústria a utiliza para que os alimentos fiquem mais saborosos, cremosos, crocantes e tenham maior durabilidade.

Por isso os pães, biscoitos e bolos que fazemos em casa acabam ficando ruins ao longo de dois ou três dias, enquanto os industrializados se mantêm crocantes e saborosos por semanas ou meses. Vale lembrar que a gordura trans não é sintetizada pelo nosso organismo e, por isso, não deveria fazer parte de nosso plano alimentar. No entanto, apesar de outros países já terem proibido esse tipo de gordura, no Brasil é aceitável consumir até 2 g/dia, o que equivaleria aproximadamente a quatro biscoitos recheados.

Após nutricionistas divulgarem os perigos desse tipo de gordura, pesquisadores do setor industrial, sempre criativos e constantemente nos surpreendendo, desenvolveram um novo tipo de gordura, a interesterificada, que apresenta ainda mais vantagens para os fabricantes; porém, causa ainda mais malefícios aos consumidores. Esse é um dos casos que fazem fabricantes passarem a estampar nos rótulos de seus produtos "sem gordura trans", pois, infelizmente, essa gordura não está discriminada na parte frontal dos rótulos. De regra, se o produto possuir "óleo vegetal" na lista de ingredientes, sobretudo proveniente de grandes indústrias, possivelmente você estará consumindo gordura trans ou interesterificada.

Por isso, não basta visualizar a parte frontal dos rótulos: a forma mais simples e eficaz de fazer uma escolha adequada é traduzir a lista de ingredientes. Também é indispensável que esses elementos estejam expostos de forma clara e precisa (o que nem sempre ocorre), de modo que de fato oriente o consumidor antes da compra. Para qualquer produto que for adquirir no mercado, vale a dica de que o primeiro ingrediente da lista é o mais presente, aquele que tem a maior proporção em peso, e assim segue até o último, em ordem decrescente.

As proteínas de origem animal devem estar presentes em nossa alimentação, até porque precisamos manter a nossa massa muscular se o desejo for um corpo saudável. Em vez disso, muitas vezes são os carboidratos simples que dão base às dietas e acabam sendo os responsáveis pelo excesso de gordura corporal, como alimentos com açúcar, farináceos, processados, refrigerantes, biscoitos, pães brancos, entre outros. O problema é que nosso DNA não está geneticamente adaptado para consumir quantidades excessivas de amido e açúcar, o que encurta o caminho para a obesidade.

Toda vez que aumentamos o açúcar no sangue, mesmo ao comer uma simples bala ou pirulito, nosso sangue fica com açúcar circulante, então o pâncreas secreta insulina para absorvê-lo. Se ingerimos carboidratos de alto índice glicêmico (de rápida absorção) – pobres em fibras, como açúcares, farinhas brancas, pães, massas, refrigerantes e biscoitos –, a quantidade de insulina necessária para conter esse bombardeio de "energia" irá bloquear nosso metabolismo (não utilizará nossas reservas de gordura para energia), de forma a usar o açúcar presente no próprio sangue, e o excesso é armazenado como gordura. É por isso que muitos nutricionistas orientam o consumo de carboidratos de baixo índice glicêmico ao longo do dia, como batata-doce, massa integral, arroz integral. Esses alimentos são absorvidos lentamente e por isso não desaceleram o metabolismo, permitindo a continuidade da quebra de gordura para utilização como energia. Até mesmo uma pequena bala de açúcar é capaz de reduzir o ritmo do nosso metabolismo.

Agora, você pode questionar: mas as frutas também têm açúcar, preciso evitá-las? Frutas, legumes e grãos aumentam muito mais lentamente o açúcar no sangue, pois são ricos em fibras, que são os carboidratos indigeríveis, e, portanto, tornam a digestão mais lenta, ajudando outros alimentos a diminuírem o índice glicêmico.

Em vez de procurar apenas produtos com baixo índice glicêmico, saiba que acrescentar proteínas e gorduras à dieta também é uma forma eficaz de reduzir o índice glicêmico desses carboidratos e ajudará a garantir níveis mais estáveis de açúcar no sangue; consequentemente, proporcionará uma sensação de saciedade.

Precisamos aprender a selecionar as melhores fontes de gordura e adicioná-las diariamente a nossa alimentação. Mas como saber se estou comendo a quantidade correta de ácidos graxos essenciais? O cérebro, o fígado e o coração precisam de ácidos graxos essenciais (e eles têm prioridade). Se eles estiverem bem abastecidos, em um segundo momento sua pele também estará. Se a pele estiver áspera e seca, é sinal de que não está consumindo a quantidade adequada. De nada adianta recorrermos a cremes importados e caros se não cuidarmos primeiro de nossa alimentação.

A análise do ambiente externo também é importante nesse processo: você já deve ter notado que sua pele fica mais seca no inverno, quando está frio, do que no verão, quando está quente. Por isso, você precisa ainda mais de ácidos graxos essenciais no inverno.

Se você tem uma criança em casa, saiba que ela desenvolve

mais facilmente células de gordura em comparação com os adultos, por isso é preciso ainda mais cuidado para que ela não se torne obesa. Sei que é mais fácil comprar e oferecer alimentos superprocessados, mas os pais devem estar conscientes de que não devem predispor os filhos à obesidade. Isso também vale para você, vovô ou vovó: ganhar o amor da criança com doces e guloseimas poderá acarretar doenças futuras ao seu neto.

O ideal é criar crianças saudáveis por meio de uma dieta com boas fontes de carnes, legumes, frutas e carboidratos complexos para limitar o consumo de produtos processados ou açucarados, como refrigerantes, biscoitos e doces. Busque o equilíbrio e fontes apropriadas, e certamente notará uma melhora na saúde e nos resultados.

❖ Água ❖

De nada adianta nos preocuparmos com pontos complexos do estudo da nutrição e atividade física se esquecermos o principal item em nossa vida: a água. Basta olhar em volta, no trabalho, na escola ou mesmo em um simples passeio: poucas pessoas levam consigo uma garrafa com água e, portanto, não fica difícil perceber que muita gente não se dá conta da sua importância para a nossa saúde.

A fim de compreender de forma definitiva que a água é o item mais importante para que haja vida em nosso planeta, podemos analisar o trabalho de cientistas e astrônomos quando vasculham o universo em busca de vida extraterrestre: o primeiro ponto analisado é justamente se há vestígios de que naquele planeta já existiu água. As esperanças se perdem quando o resultado é negativo, pois todas as formas de vida que conhecemos se sustentam por meio da água – sem água não há vida.

Sua importância fica ainda mais admirável – e concordo que também um tanto preocupante – quando a analisamos em termos percentuais: 97% da água de nosso planeta é salgada, provém do mar, apenas 3% da água da Terra é doce, dos quais mais de 90% estão em grandes *icebergs* e geleiras. Por fim, o restante, menos de 0,3% da água do planeta destinada à população, é dividido da seguinte forma: 70% com utilização na agricultura; 20% em indústrias; e apenas 10% para o consumo humano, ou seja, menos de 0,1% de toda a água do planeta.

No entanto, a importância da água vai muito além dessas porcentagens. Podemos pensar de outra maneira: se considerarmos a água um dos seis nutrientes básicos que devemos ingerir – proteínas, carboidratos, gorduras, vitaminas, minerais e água –, já parou para refletir qual deles é o mais importante?

A água é, de longe, a vencedora nessa competição; basta pensar que só podemos sobreviver alguns dias sem água, entretanto conseguimos sobreviver semanas sem alimento sólido. Não deve ser novidade para você que a água representa mais de 60% do nosso peso corporal, no entanto acredito que ainda não tenha pensado no número que esse percentual realmente significa. Digamos que você pese 80 quilos, logo, o seu corpo contém cerca de 50 litros de água. É muito líquido, não acha? Onde será que está toda essa água?

Ao contrário do que muitos pensam, ela não se encontra em um reservatório ou alguma espécie de caixa de água interna. Seguramente não é assim que funciona. Ela está em toda parte e não em um lugar específico – nós a perdemos a todo momento, por isso deve ser reposta do mesmo modo, constantemente.

O corpo humano não é capaz de produzir nem armazenar água. Até pouco tempo atrás era habitual ver pessoas correndo ao sol com sacos plásticos em volta do corpo, numa tentativa equivocada de perder gordura corporal. Saiba que desse modo vamos perder apenas líquido e alguns sais. E se perdermos muitos litros estaremos perto da morte.

Assim como a fome, a sede é um mecanismo de defesa que serve para nos lembrar de que precisamos abastecer nosso organismo. Não temos a mesma habilidade dos camelos, como muitos pensam. Acabam buscando a lei da compensação, assim, tomam grandes quantidades de água em um ou dois horários do dia. Nosso organismo não trabalha dessa forma. Por exemplo, se estiver com alguma enfermidade, não será sábio ingerir todos os remédios da semana em um único dia para "compensar", não é mesmo? Será um desperdício, pois seu corpo não conseguirá assimilar as quantidades, podendo acarretar problemas sérios de saúde. Com a água e os alimentos não se enquadra a lei da compensação: tenha como hábito consumir água em vários horários do dia.

Ela é imprescindível, e não é à toa que em campanhas publicitárias os médicos e nutricionistas aconselham a ingestão de pelo menos 2 litros de água ao dia. Claro que esse será apenas um ponto de partida. Lembre-se de que precisamos respeitar a nossa individualidade, mas de qualquer forma todos nós precisamos de bastante água. A sua necessidade poderá variar diariamente, levando-se em conta a temperatura do ambiente em que você está e do esforço físico a que você se expuser. Pessoas fisicamente ativas naturalmente têm mais necessidade. Entretanto, novamente não podemos nos basear em números: alguns atletas, por exemplo, devido à intensidade dos treinamentos e à maturidade no condicionamento físico, chegam a consumir 10 litros de água em um único dia.

Ainda que existam incontáveis alertas e avisos sobre o tema, muitas pessoas simplesmente ignoram o fato de que a água é essencial à vida, mesmo que a sua saúde mostre o contrário. Caso esteja lendo este livro sem um copo de água por perto, saiba que você já deve estar desidratado. Você saberia dizer quais são os primeiros sintomas da desidratação?

Talvez não perceba e por esse motivo não leve o assunto tão a sério, mas, quando você está desidratado, seu coração, seu sistema vascular, seu metabolismo e também sua digestão ficam prejudicados; em outras palavras, não vão trabalhar de forma equilibrada e eficaz. Entender como a água afeta a nossa saúde e o nosso desempenho é uma das melhores maneiras de nos conscientizar de que devemos beber a quantidade suficiente, para que então essa prática se torne hábito e prioridade em nossas vidas.

Outra vez, sei que é maçante e repetitivo, mas é de extrema importância lembrar que, quando se trata de alimentação, não podemos analisar tudo com números. Vamos situar da seguinte maneira: a ingestão de nutrientes é diferente de um investimento financeiro, por exemplo, no qual podemos passar algum tempo sem investir para depois compensar em determinada época em que teremos maior acesso ao crédito. Isso não vale para a água. Precisamos sempre lembrar que ela é um investimento contínuo, não podemos ficar um dia sem ingeri-la para compensar em outro. A água deverá ser consumida muitas vezes ao dia, com o intuito de proteger seu corpo do envelhecimento acelerado e, principalmente, de doenças.

Utilizamos água para a expiração, a transpiração e em incontáveis ações de nosso organismo, abastecendo com nutrientes e oxigênio as células do nosso corpo. Policie-se para saber se está ingerindo ao longo do dia a quantidade de líquidos suficiente. Com essa simples atitude, seu rendimento nos esportes, no trabalho e em casa vai aumentar.

Algumas pessoas, inclusive, entram na onda dos shakes e se esquecem de consumir água. Saiba que não existe suco detox que elimine tão bem as impurezas de nosso organismo como a água em quantidades adequadas. Shakes, sucos, chás e o próprio chimarrão podem ser usados no seu plano, mas nenhum deles vai substituir a água pura, ao natural. Saiba que a qualidade da sua saúde, como a resistência a lesões e doenças, está diretamente vinculada à quantidade e à qualidade da água que você bebe. Quando me refiro à qualidade, pense apenas em água potável e mineral, não vamos complicar o simples; muitos sensacionalistas nos assustam, porém, quando estiver no supermercado ou em um restaurante, não tenha medo de consumir uma água mineral com pH ou sódio diferente do usual.

As doenças são relacionadas à falta constante de água ou à sua substituição por refrigerantes e derivados, e não a valores preestabelecidos de alcalinidade ou sódio. Não tenha medo de beber muita água – seus rins podem lidar com certa "abundância", desde que consuma ao longo do dia e não de uma única vez. O que nosso corpo não suporta bem é a carência constante e consequente desidratação.

Se o papel da água em seu organismo ainda não está compreendido, vamos destacar, entre suas funções, as duas mais perceptíveis por todos: é o fato de a água ser essencial para a digestão e trabalhar efetivamente como um sistema de resfriamento natural. Podemos fazer uma analogia com um automóvel: nesse caso, assim como precisamos verificar o nível de água do radiador para o motor do carro não superaquecer, de forma similar a água irá amenizar o excesso de calor do nosso corpo.

Para ficar mais claro, vamos entender o que acontece quando a temperatura corporal sobe: a fim de manter a estabilidade, ou homeostase, o organismo se adapta constantemente para manter uma temperatura constante, em que vai trabalhar de forma mais efetiva. Quando a temperatura se eleva involuntariamente, ocorre mudança no processo digestivo, aumentam o fluxo sanguíneo, a pressão arterial e a respiração, da mesma forma que os poros da pele se abrem e o suor passa a escorrer – tudo isso como tentativa de reduzir a temperatura corporal, basicamente como um ar-condicionado natural que protege nosso corpo contra o superaquecimento.

A maioria das pessoas relaciona o suor ou o calor com ingestão de mais líquido – sim, esse pensamento está correto. Entretanto, o problema maior está justamente no inverno, pois é nesse período que nos esquecemos de tomar a quantidade suficiente de água, você sabia? Isso mesmo, não se engane pensando que precisamos ingerir boas quantidades de água apenas em períodos quentes. Isso porque a água também tem uma nobre função quando estamos expostos ao frio – sabe aquele momento em que saímos à rua em um dia frio de inverno e nossas bochechas ficam vermelhas? É o sangue que se concentra na pele para manter o rosto aquecido. O fato de ingerir líquidos suficientes auxilia de forma bastante ativa a fazer com que o sangue flua e mantenha a pele quente.

A água atua também em situações ainda mais nobres. Por exemplo, lubrificando as articulações; esse é um dos principais motivos pelos quais beber mais água pode, muitas vezes, ser uma atitude eficaz para eliminar a dor. Quando se fala de estresse causado em articulações, todas estão incluídas, e se não tomarmos as atitudes adequadas para minimizar esse quadro, apresentaremos como sintomas iniciais dor e desconforto.

Para quem deseja fugir das marcas de expressão e manter uma pele aveludada, saiba que ingerir a quantidade correta de água é a melhor forma de suavizar rugas e de exibir uma pele mais suave – cremes hidratantes servem apenas como complemento. Pergunte ao seu médico – certamente ele vai dizer que ingerir água é a forma mais eficaz para ajudar a amaciar a pele por meio da hidratação.

Podemos comparar a nossa pele com uma uva – ao desidratá-la, obtém-se um aspecto murcho. Isso ocorre naturalmente com o nosso envelhecimento, pois com o passar dos anos nossa capacidade de absorver e reter água diminui, por isso nossa pele envelhece com o tempo. É claro que isso não significa que não teremos rugas se bebermos muita água, mas certamente a desidratação acelera o processo de envelhecimento.

Já sabemos que a água é fundamental, mas isso não quer dizer que você precisa beber em excesso durante as refeições. Isso porque ela vai diluir a saliva e os demais fluidos digestivos, portanto poderá atrapalhar a absorção de alguns nutrientes, ainda que em pequeno grau, reduzindo assim a possibilidade de uma digestão adequada. Em vez de ingerir líquidos durante as refeições, é melhor beber antes e entre elas, mas não se aborreça se não conseguir. Beba água caso tenha dificuldade de comer sem consumir líquido. Seu abdome ficará um pouco dilatado, mas não por muito tempo. Aos poucos, tente diminuir a quantidade de líquido durante as refeições e aumentar o consumo entre elas.

É importante acertar os horários de modo a criar uma rotina, pois isso seguramente vai auxiliar na degradação de toda a comida que você consome, para que o intestino possa absorver os nutrientes necessários corretamente. Comece bebendo um copo grande de água entre cada uma de suas seis ou sete refeições, depois é só beber pouca água durante os outros horários – essa rotina vai tornar mais fácil o processo de deglutição da comida.

A água que ingerimos ao longo do dia se torna fundamental para a formação da saliva e dos fluidos digestivos, essenciais no processo digestivo – você só precisa pensar em como é engolir um pouco de comida com a boca seca. Além disso, a falta de água ao longo do dia vai acarretar problemas estomacais.

Uma sábia atitude é iniciar o dia com um ou dois copos grandes de água – coloque-os ao lado de sua cama e certifique-se de consumir tudo ao acordar. Durante a noite, entre outros processos, perdemos fluidos devido à transpiração e à expiração. Essa água matinal vai entrar em nosso sistema de circulação sanguínea, iniciar com uma limpeza, vai manter o sangue fino e permitir a livre circulação e o transporte de nutrientes, minerais, enzimas e hormônios, restaurando rapidamente o equilíbrio do organismo.

Outro sintoma bastante comum, mas não menos importante, é que, se você está desidratado, seu corpo não consegue se limpar corretamente e o resultado disso é que pode ocorrer prisão de ventre. Muitas pessoas têm constipação intestinal simplesmente por beberem pouca água. Por isso, vale sempre levar consigo uma garrafinha.

Durante as atividades habituais, é comum nos sentirmos cansados em alguns horários do dia. Nesse caso, tente tomar um copo de água em vez de uma xícara de café – que geralmente é acompanhado de açúcar –, pois a água atua também em nosso sistema nervoso, principalmente se você estiver desidratado. A fadiga constante ou dor de cabeça podem desaparecer e sua memória ficará melhor.

Agora que entendeu que precisa consumir água ao longo do dia, você se pergunta: "Como saber se eu bebo uma quantidade suficiente de água?". A resposta é bastante simples: basta observar sua urina para constatar isso facilmente – essa é a forma mais eficaz. Ela deve ir clareando ao longo do dia, assim você terá a certeza de que está hidratado. O primeiro aspecto a ser analisado é que deverá haver urina suficiente, em quantidade; se ela for muito turva ou amarelo-escura, indica que você deve beber mais água. Para pessoas que praticam atividades físicas, o ideal é que apresentem, antes e depois do treino, o mesmo peso. Caso o peso diminua, você pode ingerir mais água durante e após o exercício. O mesmo vale para quando formos dormir: se perdemos muito peso ao longo da noite, é preciso tomar mais água ao acordar.

Voltando para a analogia com um automóvel, que possui um painel indicativo, com luzes e sinais internos de alerta quando ocorre alguma anormalidade, interprete a sede como uma luz vermelha no painel. Você prefere fazer manutenções preventivas ou esperar que os equipamentos se estraguem para então realizar a manutenção corretiva? Ao esperarmos as luzes de emergência piscarem, certamente estaremos diminuindo a vida útil do motor. E como não queremos diminuir a nossa vida útil, precisamos colocar a alimentação a nosso favor e não contra nós.

À medida que envelhecemos, infelizmente esse mecanismo

de alerta que gera a sede vai piorando. Não é raro encontrarmos idosos que estão em déficit constante de líquido. No entanto, a solução é bastante simples – vale aqui também a regra de beber pouco e muitas vezes ao longo do dia. Você ficará surpreso ao ver que é muito fácil e que vai se tornar um hábito e uma rotina diária.

Quando você verificar que sua urina está sempre clara, certamente sentirá bem-estar. Se a alimentação deve ser compreendida como um combustível, entenda a água como o óleo lubrificante, fluidos e água do radiador, ou seja, itens indispensáveis para o correto funcionamento do motor. Já imaginou um motor que utiliza água como lubrificante e alimento sólido como combustível? Prazer, corpo humano. O que acha de dar uma pausa e ir beber um copo de água?

❖ Treinamento ❖

Para muitas pessoas, entrar em uma academia é sinônimo de sofrimento; basta pensar no assunto que já ficam fatigadas. Desculpas não faltam, e a mais habitual é a falta de tempo ou mesmo a birra um tanto infantil quando dizem "não gosto". Não é verdade? Por outro lado, é bastante comum essas mesmas pessoas terem como objetivo a diminuição da gordura corporal. Diante disso, pergunto a você: "Gostaria de queimar aquele indesejado 'pneuzinho' na região abdominal enquanto lê este livro deitado em sua cama? Será que é possível?".

Parece conto de fadas, mas realmente é possível, pois a capacidade de nosso corpo queimar calorias está diretamente relacionada com a quantidade de massa magra (músculos) que possuímos. Exatamente isso: quanto maior a quantidade de massa muscular, mais calorias nosso corpo vai queimar enquanto estivermos parados.

Para quem já desanimou por achar que não tem horas livres diárias para ficar dentro de uma academia, trago outra boa notícia: você precisa apenas de 40 minutos de treino em 4 dias da semana para conseguir um físico saudável e até mesmo atlético. Esse conceito de que precisamos passar horas na academia para eliminar gordura e melhorar a nossa aparência é equivocado. Não que isso seja necessariamente mais fácil – e, nesse caso, é definitivamente o contrário. Exercícios de pequena duração e alta intensidade são bastante desgastantes, porém, pode acreditar, os resultados serão surpreendentes.

O seu treino vai depender, principalmente, do seu condicionamento atual e dos objetivos pessoais que almeja. Por exemplo, alguns profissionais ou mesmo amadores que levam o treino a sério, em vez de treinarem todos os músculos em uma única sessão, treinam apenas um grupo muscular por dia, e ao longo da semana terão malhado todos os grupos. Com isso, eles fazem um treino isolado de curta duração, cerca de 50 minutos, porém o mais intenso possível, sabendo que cada grupo muscular terá uma semana para se restaurar.

Outra estratégia utilizada, embora nem todos a pratiquem, é ficar uma semana inteira fora da academia a cada cinco ou seis meses, não somente evitando o efeito platô, mas também dando um tempo para os músculos se recuperarem e crescerem. (Efeito platô é quando o corpo tenta manter o peso para maior comodidade, dando a impressão de que a balança emperrou.) Desse modo, busco mostrar que não existe apenas uma forma de treinar. Tenha certeza de que o melhor treino para você é aquele elaborado em conjunto com o seu professor de musculação, organizado conforme o seu objetivo e estilo de vida atual.

"Mas se eu não gosto de atividade física, não consigo atingir um bom físico por meio da alimentação?". A tecnologia nos torna ainda mais acomodados, entretanto nossa saúde nos mostra que você e eu nascemos para nos mover e praticar atividades físicas, não somente por benefícios corporais e estéticos, mas também para a sanidade mental. Atualmente, entretanto, se sentimos fome, vamos a um supermercado de carro ou ligamos para uma pizzaria. Em dias frios, ficamos com preguiça até mesmo de buscar a pizza com o entregador em frente de casa.

Estamos cada vez mais dependentes da tecnologia, o que consequentemente desmotiva nosso corpo a se mover – é um ciclo viciante. Ficamos parados mesmo que nossa saúde nos alerte constantemente que precisamos nos movimentar. A maioria das pessoas percebe esses alertas, mas não faz nada, finge que não se importa, acaba criando desculpas, seja de trabalho, família ou estudos. Isso certamente encurta o caminho para as doenças, e na velhice pagamos um preço alto. Devido ao trabalho, é comum ficarmos várias horas por dia em uma posição infeliz, sentados atrás de uma mesa ou em pé em uma linha de montagem, o que afeta diretamente nossa postura, ocasionando problemas inicialmente no pescoço e nas costas, e, conforme envelhecemos, sabe o que ocorre? Esses problemas tendem a piorar, podendo ainda surgir outros transtornos mais graves de saúde com o passar do tempo, e a solução se torna, quando possível, demorada e bastante cara. Toda essa economia de tempo e dinheiro com a academia e a alimentação será gasta em dobro na velhice.

A musculação é importante e essencial, pois, conforme envelhecemos, perdemos massa muscular. Além disso, nossa força e equilíbrio são reduzidos significativamente, o que vai acarretar um efeito negativo na nossa taxa metabólica. Com isso em mente, é indispensável criar um programa de treinamento que não apenas mantenha você saudável, mas também proporcione equilíbrio e força para todo o corpo. Hoje, mesmo os jovens têm dificuldade de, por exemplo, manter apenas um pé no chão para um simples alongamento unilateral, comprovando que, além da massa muscular, devemos dar atenção especial ao equilíbrio.

Mas, com tantos esportes, qual eu devo escolher? Mesmo se a ideia for jogar futebol, correr, praticar ciclismo ou natação, precisamos primeiramente manter a nossa musculatura fortalecida por meio de exercícios dentro de um ginásio de musculação, caso contrário estaremos suscetíveis a ter uma lesão. Basta observar que grandes clubes de futebol possuem academias para os seus atletas. Até mesmo no surfe, profissionais de elite se beneficiam dos exercícios dentro de uma academia para evitar lesões e melhorar a *performance.*

Não vai adiantar adquirir o tênis mais caro do mercado para evitar se lesionar – tenha certeza de que ele não o protegerá de forma tão eficaz contra lesões quanto seus próprios músculos, pois quando bem desenvolvidos eles trabalham como amortecedores naturais contra problemas nos ligamentos, tendões e articulações. O melhor treino é aquele constantemente moldado de acordo com a sua individualidade – não adianta contratar o melhor profissional de saúde se não tiver dinheiro para dar continuidade aos trabalhos. Não se deve iniciar um programa de exercícios que será interrompido. Tenha certeza de que a melhor idade para começar um plano de treinamentos resistidos com pesos é exatamente agora.

Não engane a si mesmo dizendo que não tem tempo para fazer atividades físicas. Se você não tem tempo para nada, terá tempo para ficar no hospital? Tomar remédios? Fazer fisioterapia para corrigir problemas de postura? Precisamos colocar a atividade física como prioridade para melhorar a nossa saúde. Estaremos ganhando tempo, e não perdendo. Você verá que sua produtividade aumentará tanto no trabalho como em sua própria casa, e mais: do mesmo modo, sua memória funcionará melhor e seu corpo ficará visivelmente mais ágil. É a melhor forma de limpar a mente e livrá-la de apreensões.

Conforme envelhecemos, normalmente a família aumenta e gastamos mais tempo com filhos, netos, familiares e amigos e ficamos sem tempo para nós. O fato é que, com essa rotina, acabamos perdendo a saúde com o passar dos anos, e, em vez de ajudar nossos filhos, passamos a depender deles. Primeiramente, ame a si mesmo, entenda que o exercício lhe trará prazer e tranquilidade, faça por você. Saiba que é possível manter-se saudável durante a velhice e não depender de ninguém para atividades corriqueiras, basta reservar (como prioridade) os horários para se exercitar. Seu treino poderá ser de 40 minutos diários, com alta intensidade, e nada de ficar ao celular ou em conversas paralelas enquanto estiver na academia.

No início, será interessante localizar um parceiro de treino, com mais experiência, com o intuito de se motivar e tornar a ida à academia mais prazerosa – ou, se possível, contrate um *personal trainer*, uma sábia escolha para obter melhores resultados.

É importante frisar que o objetivo do treinamento é estimular o organismo a manter ou aumentar a massa muscular, e não quebrá-la. Assim, precisamos treinar arduamente e com intensidade, mas sempre evitando o excesso de exercícios, que acabará destruindo os tecidos.

Junto com o seu profissional de saúde, é importante que

você estabeleça metas. É fundamental saber aonde queremos chegar para alinhar nossas estratégias nutricionais e analisar se estamos no caminho certo. Se você já está seguindo um treinamento há bastante tempo e parou de perceber os resultados, poderá ter entrado no famoso "efeito platô". Nessa fase a luta se torna mais acirrada, porém dura até o corpo se habituar ao novo processo. A estratégia nessa hora é fazer coisas diferentes para ludibriar o organismo, não necessariamente alterar completamente o treino, mas variar tempo de descanso, velocidade de realização, volume de pesos, alimentos da dieta ou até mudar a própria rotina de horários.

Haverá momentos difíceis, em que o universo vai parecer estar contra nós, mas nosso desafio é aguentar firme e seguir em frente – não podemos desistir, é preciso ter paciência e persistência. Algumas pessoas encontram motivação em coisas simples, como na música. Escolha músicas que o animem, com batidas constantes (como os *raps* americanos), e vá treinar. Pare de pensar na atividade física como algo sofrido e desgastante, pense nela como uma válvula de escape para todos os seus problemas, é um momento somente seu.

Particularmente acredito em energias, positivas e negativas; caso você também acredite, perceberá que não podemos evitar todo o tempo as negativas. Assim, em vez de evitar a academia após um dia estressante, libere toda essa energia pesada e estresse acumulado justamente treinando intensamente. E pare de dar "recompensas" para o seu corpo, como chocolate ou álcool. Quando visualizar os resultados positivos que a musculação vai proporcionar ao seu corpo, logo sentirá bem-estar. Acredite, será a melhor recompensa!

Não pergunte ao seu profissional de saúde quanto tempo

deverá seguir em dieta ou praticando uma atividade. Você deverá incorporar esse tempo ao seu dia a dia e transformá-lo em hábito, e será para sempre. Após incorporá-lo ao cotidiano, eu pergunto: "O seu dia é tão corrido que você não tem tempo para nada? Você já teve uma semana tão agitada em que não encontrou tempo para tomar banho ou escovar os dentes?". Certamente não, pois essas atividades viraram um hábito, ou seja, se vamos para a cama sem realizá-las, sentimos que nosso dia não foi completo, não é verdade?

Com a musculação não é diferente; no começo será difícil, mas após torná-la um hábito, ao dormir você sentirá que o dia não foi completo caso não tenha ido à academia. Muitos ficam desmotivados por não obter resultados rápidos, pois nosso organismo tende a manter o peso rotineiro. Muitas vezes passamos anos acima do peso, e nesse caso é necessário um pouco de paciência para que o cérebro se adapte aos novos valores. Será importante fazer registros fotográficos e acompanhamento mensal do seu corpo. Assim você verá que os resultados serão surpreendentes e que, por serem lentos, você não os perceberia sem o registro e acompanhamento adequado.

Se você ainda tem dúvida sobre se precisa ou não treinar, ou se acredita que um circuito de exercícios aeróbicos é a chave para a perda de peso, saiba que esse tipo de exercício não aumentará a massa muscular, e, consequentemente, seu metabolismo não ficará tão acelerado quanto ao praticar musculação. Porém, isso não quer dizer que não seja aconselhável realizar exercícios aeróbicos, que vão potencializar a redução de gordura quando incorporados a uma estratégia apropriada.

Nesse caso, o aumento do metabolismo se dá durante essa atividade, chegando até a duas horas após, por isso sugiro combinar com a musculação, pois assim o metabolismo se mantém acelerado por mais tempo – converse com o seu profissional de saúde e alinhe suas atividades com o seu objetivo.

O problema é que muitas pessoas se exercitam sem a orientação adequada, e o treinamento resistido com peso geralmente é ignorado ou recebe pouca atenção, mas vou explicar o motivo e os benefícios de iniciar a musculação.

Você já deve ter notado que, quando consumimos mais calorias do que precisamos, nosso corpo armazena principalmente o excesso de energia como gordura. Mas, por qualquer motivo, se ele precisar de energia, vai utilizá-la.

E você sabe dizer qual a parte do corpo que mais consome calorias? Apesar de todas as suas células as utilizarem, os músculos estão em constante tensão e movimento, logo, possuem maiores necessidades de energia do que outros tecidos. Por isso o consumo de calorias pelo organismo aumenta na proporção em que aumenta a massa muscular.

Ao estimular o crescimento muscular dentro de uma academia, é necessário adequar a ingestão de proteínas na mesma proporção; elas fornecerão as matérias-primas para os músculos, de forma que você possa manter ou aumentar a sua massa muscular. Fazendo isso, você não será apenas forte – vai transformar o seu corpo em uma usina de queimar gordura, pois a musculação aumentará o metabolismo durante as 24 horas do dia, mesmo agora, enquanto lê este livro.

Caso ainda não tenha se convencido, vamos falar um pouco sobre o público feminino. De regra, muitas mulheres ficam preocupadas quando ouvem toda essa conversa sobre o aumento da massa muscular. Elas querem eliminar as gorduras, mas não querem ficar parecidas com os *bodybuilders*, com braços mais fortes do que os dos próprios maridos, porém não é assim que funciona.

A gordura ocupa mais espaço em nosso corpo do que os músculos, portanto, mulheres, não há com que se preocupar! Isso significa, em primeiro lugar, que, se substituirmos a gordura em nossas coxas ou braços pela mesma quantidade de músculos, nossas medidas serão reduzidas. Em segundo lugar, as mulheres, ao contrário dos homens, não possuem um fator básico para a criação de músculos: genética. Isso mesmo! Por razões hormonais, as mulheres simplesmente não vão obter grandes volumes como os homens.

Espero que agora eu tenha convencido você a iniciar um programa de treinamento resistido com pesos, e deverá levar a sério esse treinamento, estabelecendo um horário prioritário de seu dia. Logo que você entrar em uma academia, perceberá que existem muitas máquinas modernas, grandes e bastante sofisticadas. Elas são desenvolvidas para proporcionar um excelente conforto para o treinamento específico dos músculos sem danos. No entanto, você se lembra de que anteriormente falamos que é necessária a combinação entre músculos e equilíbrio? Nessas máquinas nós malhamos sentados ou até mesmo deitados, e não fica difícil perceber que isso não vai trabalhar nosso equilíbrio.

Ao elaborar o programa de treinamento com o seu professor de musculação, será conveniente criar uma mistura entre máquinas e treino com pesos/barras/halteres/

dumbbells livres. Ainda mais quando nos referimos às pessoas com mais idade, que lutam constantemente para manter o equilíbrio. Essas pessoas, quando devidamente orientadas, têm excelentes resultados com pesos livres; no entanto, não é o que acontece em muitas academias – na maioria das vezes, todo o programa de treinamento é direcionado em máquinas, que não estimulam o correto equilíbrio.

Dessa forma, a coordenação se deteriora, além de as máquinas ainda isolarem os músculos, enquanto os pesos livres trabalham o corpo inteiro. Por isso, a união de ambas em um programa de treinamento é uma forma interessante e bastante aconselhada por muitos profissionais de credibilidade. Claro que você precisará respeitar a sua individualidade e seguir as orientações do seu profissional, seja fisioterapeuta ou professor de educação física, devidamente registrado em seu Conselho, o que atestará a confiabilidade de sua formação.

❖ Respiração ❖

Concordo que não é comum prestar atenção ao fluxo de ar entrando e saindo de nossas narinas; respirar é algo instintivo, não conseguimos evitar, pois acontece naturalmente. Ou será que deveríamos dar mais atenção à respiração para melhorá-la? Entendo que muitos buscam a longevidade por meio da alimentação, mas existem outros fatores, básicos no nosso dia a dia, que estão diretamente relacionados com qualidade de vida.

Um deles é precisamente a respiração. Saiba que a nossa saúde depende de como respiramos e da qualidade do ar que estamos inspirando (entrada de ar) e expirando (saída do ar). Nessas duas etapas você está preenchendo o seu corpo com saúde, por isso é um item importante a ser considerado. A respiração correta ajudará todos os órgãos de nosso corpo a trabalhar de forma apropriada. É só considerar que sobrevivemos poucos dias sem a água e, certamente, apenas poucos minutos sem o ar.

A literatura nos mostra que todos nós nascemos respirando de forma correta, assim como ocorre entre os animais. Se há uma criança ou um animal de estimação em sua casa, observe-os quando estiverem dormindo – imediatamente você perceberá que o abdome da criança ou do animal se move em harmonia com a respiração. Será que nós, adultos, respiramos da mesma forma? Para a maioria, infelizmente, a resposta será não, pois à medida que envelhecemos aprendemos a respirar expandindo o peito, o que naturalmente reduz o fluxo de ar para o corpo – essa é uma das causas que contribuem para o envelhecimento precoce e para a má qualidade de vida.

Além disso, muitas vezes respiramos ar poluído, frequente nas grandes cidades; nesse caso, nós devemos incluir plantas naturais dentro do apartamento ou árvores em espaços adequados em casa – o resultado vai ser notado na qualidade do seu sono, que melhorará consideravelmente.

Como nossa respiração é instintiva e acontece espontaneamente, é importante observar se nossa forma de respirar está correta. Se a resposta for "não", o que devemos fazer para mudar?

Não se preocupe, é bastante simples de resolver, mas exige um pouco de concentração. Primeiro, lembre-se de que você é capaz de fazer o certo, já que provavelmente fazia de forma correta quando criança. Comece inspirando preferencialmente pelo nariz e expirando pelo nariz ou pela boca. A inspiração pelo nariz é melhor, porque dessa forma o ar vai entrar quente e úmido no pulmão, além de ser pré-filtrado. Porém nem sempre será possível, pois em atividades intensas a boca deverá entrar em ação para dar conta da quantidade de ar que o corpo está solicitando, e nesse estágio é fundamental manter a inspiração profunda e rítmica. Já lhe disseram para contar até dez respirando lentamente em uma situação de estresse? Isso pelo fato de a respiração profunda estar interligada com a tranquilidade e o bem-estar. Faça o teste, seguramente você se sentirá melhor.

Você sabe me dizer o motivo de bocejarmos quando

estamos cansados? Quando ficamos parados por muito tempo, o ritmo de nossa respiração tende a diminuir, e quando o cérebro fica com pouco oxigênio, instintivamente a boca se abre de modo a captar a maior quantidade possível de ar e voltarmos ao processo normal de forma imediata.

Vamos fazer um teste juntos: coloque uma mão sobre o abdome e sinta o ar. Se você notar que a barriga não se move, e, portanto, não está respirando de forma suficientemente profunda, mantenha a mão na barriga e imagine que você quer inflá-la como se fosse um balão, então, tente sentir ou imaginar o ar circulando desde o nariz até o abdome.

Você poderá também utilizar ambas as mãos, se preferir, e nesse caso coloque uma delas sobre o abdome e a outra no peito. Lentamente, respire fundo e veja qual é a mão que sobe. Você deverá respirar pelo nariz e a barriga deverá se expandir em primeiro lugar, o que atestará uma respiração correta. No entanto, se seu peito se elevar primeiro, denotando uma respiração insuficientemente profunda, deverá imaginar sua barriga como um balão e inflá-la, conforme o exemplo anterior.

É um engano acreditar que respiramos automaticamente e de maneira correta, mesmo que, na verdade, nossa saúde nos mostre o contrário – estamos respirando pelo peito, e a respiração deverá ir mais fundo, até o abdome. Isso é perceptível principalmente em pessoas que "sugam" o abdome na infeliz tentativa de parecerem mais magras, e como consequência acabam prejudicando a respiração e a saúde.

Na musculação, por exemplo, não raro encontramos pessoas trancando o ar enquanto levantam os pesos. Isso realmente ajuda, mas alguns indivíduos acabam se esquecendo de soltar o ar no final da execução, o que não é correto, e o resultado de imediato será tontura e desconforto. Devemos nos certificar de soltar o ar após o esforço até que a respiração seja um hábito ao longo da atividade. Já em corridas ou caminhadas, a técnica mais indicada é alinhar a respiração com a passada de modo a manter o ritmo a cada três ou quatro passos. Depois, diminuir o espaço entre inspirar e expirar ao longo da prova, pois ficaremos cansados e normalmente precisaremos de maior quantidade de ar – o importante é manter um ritmo constante e descontraído, nunca tenso.

Como cada modalidade esportiva dispõe de uma técnica, o ideal é conversar com seu professor de educação física para saber qual é a melhor para o seu caso. Em lutas, por exemplo, o habitual é alinhar a respiração com cada golpe; manter o ar circulando é primordial para ter energia e agilidade no pensamento. Ao assistir a uma luta, a cada golpe você escutará um "ttshhh" – é o atleta controlando a respiração para melhorar a *performance*, o que não é diferente do tênis, por exemplo, em que se percebe que os sons emitidos pelos tenistas – "ãããhh" – ajudam a controlar a respiração e melhorar a força empregada em cada jogada.

Mas os benefícios de uma respiração correta não se limitam aos atletas: o primeiro resultado negativo de uma respiração totalmente involuntária é um sério impacto sobre o sono. Pare de pensar em sua respiração como algo automático – isso vai aumentar a sua qualidade de vida, melhorar o seu estado físico e mental e incrementar também sua capacidade de concentração. Além disso, essa prática o ajudará a relaxar e a reduzir seus níveis de estresse. A respiração errada pode ser um dos motivos de suas constantes dores de cabeça, por exemplo. Problemas com sono, estresse e concentração podem ser melhorados ou mesmo curados, apenas respirando de forma calma e profunda.

❖ Descanso ❖

Você começa a escutar uma música um tanto repetitiva e monótona, e em poucos segundos percebe que é o despertador ao lado de sua cama que está tocando. São apenas cinco da manhã, o sol ainda está por vir, entretanto você coloca mais dez minutos de soneca até que comece a aceitar que as suas seis ou sete horas de sono já se passaram. Ao levantar da cama, acorda se sentindo revigorado e bem descansado, cheio de energia para começar o novo dia, ou só consegue acordar depois do banho e de uma xícara de café? Ou nem assim?

Não podemos compreender o descanso como uma opção e sim como uma necessidade, pois seus benefícios vão muito além de eliminar olheiras. O sono é a melhor forma de nosso organismo reorganizar suas forças e se preparar para uma nova jornada de atividades. Apesar de esse processo natural ocorrer todos os dias, muitos de nós subestimamos a importância de dormir o suficiente. Inclusive, buscamos dormir cada vez menos com o intuito de aumentar as horas disponíveis em nosso dia.

Você deve se preocupar em aumentar a sua produtividade em cada período do dia e não em ter mais horas acordado. Aliás, uma boa noite de sono não apenas nos dá energia para o dia seguinte, mas também é essencial para a nossa saúde em longo prazo, pois sem perceber passamos 1/3 de nossa vida dormindo.

Não é necessário ser um especialista para perceber que a população, de forma geral, está dormindo cada vez menos, o que consequentemente se associa a um enfraquecimento de nosso sistema imunológico. Você já parou para pensar nisso? Se não descansarmos de forma efetiva, estaremos mais propensos a ficar doentes. Além disso, horas insuficientes de sono fazem com que as linhas de expressão faciais apareçam prematuramente. Cremes caros e importados não serão úteis se não ajustarmos o nosso horário de descanso.

Basta observar sua lista de contatos para perceber que a população está cada vez mais cansada. Todos reclamam que precisam de tempo para descansar, mas quando têm a oportunidade de dormir levam para o quarto o celular, o tablet, a tevê – isso é um tanto contraditório, não é? Hoje, nos expomos a 24 horas diárias de luz, assim ficamos acordados por um longo tempo mesmo após o sol se pôr. Conseguimos trabalhar, utilizar a internet, assistir à televisão, estudar ou fazer todas essas coisas ao mesmo tempo. Normalmente, dormimos após as 23 horas.

O descanso se torna ainda mais importante se você pratica musculação, pois é o estado mais anabólico do seu dia, é a fase em que estará construindo tecido muscular em vez de quebrá-lo. Uma das principais finalidades do sono é justamente produzir hormônios que vão construir massa muscular e queimar gordura – o que é, obviamente, crucial depois de ter realizado um treino. Em vez de gastar o seu dinheiro com remédios estimulantes ou mesmo em pré-treinos, tente obter energia por meio de uma boa noite de sono antes de recorrer a esses recursos.

Conseguimos nos restaurar mental e fisicamente com o sono profundo. Pessoas que se preocupam com a sua saúde e querem melhorar o seu desempenho físico precisam ter equilíbrio entre treinamento, dieta e descanso. E, conforme já mencionamos, o programa de treinamento vai fortalecer lentamente o seu corpo. Já a dieta fornecerá matéria-prima para substituir e construir novas células e tecidos.

O descanso, igualmente, tem de ser levado em consideração no programa, pois precisará ser bem definido, de forma que o seu corpo consiga se restaurar. E, claro, conforme você aumenta a intensidade de seu treino, por mais tempo precisará descansá-lo. Não adianta malhar e comer como um profissional se você não descansar de forma correta. Entenda o sono como um processo anabólico – dormir é fundamental para ficar livre de doenças e lesões, já que o sistema imunológico fica mais forte.

Mas quantas horas diárias de sono são necessárias? Outra vez, quando se trata do corpo humano, não existem números fixos. Cada indivíduo apresentará suas próprias necessidades de descanso devido a vários fatores, como intensidade de treino, idade, doença e a própria genética. Mas a literatura nos traz uma média que poderemos utilizar como ponto de partida – o que se sabe é que uma pessoa saudável necessita de aproximadamente 8 horas de sono diárias para manter uma boa saúde. É importante regular o nosso relógio biológico interno conforme o nascer e o pôr do sol; todavia, se durante os meses de verão você vai para a cama após as 22 horas, no inverno você vai precisar de um pouco mais de sono, pois as noites são mais longas; nesse caso, tente se deitar antes das 22 horas.

Nós devemos nos manter acordados por longos períodos sem utilizar suplementos à base de taurina, cafeína e estimulantes em geral. Esses suplementos são formulados para serem utilizados em momentos específicos e não em longo prazo. Não conte apenas quantas horas de sono você dorme por noite – é importante observar a que horas você está indo para a cama. Fica fácil perceber o motivo em feriados. Quando você dorme até mais tarde, se sente descansado quando acorda ou fica ainda mais cansado?

Esse infeliz conceito de "compensar" não funciona e o resultado é que ficamos ainda mais cansados acordando mais tarde; devemos atentar à qualidade e não somente à quantidade. Precisamos ir para a cama mais cedo e não simplesmente levantar mais tarde, como usualmente fazemos. Isso porque esse primeiro estágio de sono, anterior à meia-noite, é o momento de nossa reconstrução física. As horas posteriores correspondem ao chamado sono REM, quando nossa mente é restaurada.

Essa segunda parte do sono é destinada principalmente à reconstrução psicológica ou mental. Por exemplo, se você treina à noite (após as 21 horas), chega em casa e ainda vai assistir televisão ou navegar na internet, certamente vai perder uma grande parte do sono destinada à reconstrução física. Em vez de utilizar esse horário noturno para trabalhar, tente dormir antes e acordar mais cedo para realizar suas atividades, mesmo que mantenha o número de horas de sono. Conforme envelhecemos, vamos naturalmente perdendo nossa capacidade de criar músculos, por isso devemos aproveitar nossos momentos de anabolismo – o sono é o principal e o mais barato.

Para ficar mais claro que o sono possui relação com o seu ganho de massa muscular, saiba que sem o descanso devido, e nos horários certos, vamos atrapalhar diretamente nosso equilíbrio hormonal. Isso mesmo: hormônios de crescimento, sexuais e a insulina podem ser prejudicados devido à má qualidade de seu descanso, atrapalhando a resposta do cortisol e até mesmo o correto funcionamento da tireoide. Cortisol é um hormônio ligado ao sistema emocional, naturalmente criado no corpo, e deve ser controlado.

De regra, é liberado quando nos encontramos em estresse físico ou mental, o que é muito comum nos dias atuais, causando a diminuição da testosterona e, consequentemente, perda de massa muscular. A produção do hormônio de crescimento diminui com maus hábitos de sono, além de aumentar nossa vontade de comer alimentos calóricos, e assim a quantidade de gordura tende a aumentar em pessoas com maus hábitos noturnos.

Atualmente muitas pessoas desejam fazer reposição hormonal com o intuito de driblar alguns processos catabólicos e aumentar o anabolismo. No entanto, se não derem a devida atenção ao descanso, nunca serão capazes de realizar o seu potencial máximo e com qualidade, além de estarem mais propensas a lesões. Além disso, todos os esforços mediante a dieta e o treinamento dentro de um ginásio serão prejudicados, mesmo que em pequeno grau, todavia isso fará grande diferença em longo prazo.

A literatura nos mostra que existem estágios distintos de sono. Vamos entender, resumidamente, o que acontece com o nosso corpo quando dormimos. Primeiramente, logo que fechamos os olhos, não estamos realmente dormindo: leva cerca de cinco minutos até que o corpo relaxe e comecemos realmente a dormir. Em segundo lugar, os batimentos cardíacos e a respiração começam a enfraquecer e ficar mais lentos. Nesse momento, ainda não estamos em sono profundo. A partir do terceiro estágio, a temperatura do corpo começa a cair e nossos batimentos e a respiração ficam ainda mais lentos e harmoniosos.

Estamos, então, entrando em sono profundo. Depois de passar por essas etapas é que chegamos à quarta e última, quando o sono é realmente profundo. Isso se dá em média após uma hora de sono, fase que a literatura chama de sono REM (Rapid Eye Movement). É durante esse estágio REM que nós sonhamos. Depois dessa fase, vamos retrocedendo às anteriores até acordar, e todos nós devemos ser capazes de acordar bem dispostos pela manhã, sem o auxílio de um despertador, com a energia recarregada para ter motivação e produtividade ao longo do dia.

Se você tem problemas para dormir ou acorda muitas vezes durante a noite, ou não se sente bem descansado quando acorda de manhã (ou apenas quer melhorar a qualidade e a quantidade do seu sono), pode fazer uso de algumas técnicas. Especialmente para quem mora em grandes cidades, tente ir a algum parque ou local arborizado e, quando possível, fique em contato com o ar limpo, longe da poluição. Durante esse horário, será importante colocar os pés diretamente na terra e, se possível, tente ficar em contato com o sol por algum período. Mesmo que o sol não esteja brilhando ou se estiver no meio do inverno, em um dia nublado, é importante passar algum tempo ao ar livre todos os dias.

Muitas pessoas fogem da luz solar, mas é ela que regula

o nosso relógio biológico interno e os resultados na secreção do hormônio melatonina, que é importante na construção de um padrão de sono bem equilibrado. Outra vantagem da luz solar é o aumento da produção de serotonina, que pode ajudar no combate à fadiga e à depressão, além de preparar o corpo para produzir mais melatonina. Se você tem uma criança que acorda várias vezes durante a noite, é importante levá-la para passear ao ar fresco e sob a luz do sol, pois isso ajudará a regular o padrão de sono dela. Outra dica para você é praticar atividade física regularmente, ao menos quatro dias por semana – a qualidade de seu sono vai aumentar consideravelmente.

Quando o despertador toca, é comum a mente começar a trabalhar de forma mais rápida do que o corpo. Por isso, depois de alguns minutos, tente se espreguiçar, pois é nessa hora que os músculos se esticam e a circulação sanguínea é ativada, mandando uma mensagem de alerta para o cérebro – você vai observar que sua disposição e concentração vão melhorar. Se você tem cachorro ou gato de estimação em casa, sabe que eles se espreguiçam várias vezes ao dia, o que os torna mais ágeis e flexíveis. Muitos de nós, infelizmente, perdemos esse saudável hábito.

Se mesmo assim você não obtiver bons resultados, tente trocar a televisão do quarto por um bom livro; o sono chegará mais rápido. Além disso, evite excesso de luz antes de dormir – ao ler um livro, o abajur será a melhor opção. Deixar a luz do corredor ligada com a porta aberta não é uma atitude sábia. Quando a luz atinge os olhos, pode afetar a glândula pineal e parar imediatamente a produção de melatonina.

No momento em que você finalmente cair no sono, a sua produção de melatonina começará mais tarde naquela noite e você poderá se sentir um pouco tonto pela manhã. Tente se deitar na cama mais cedo, como mencionado anteriormente. Antigamente as pessoas iam para a cama logo após o pôr do sol, o que a maioria dos animais também faz. Você certamente ganhará uma melhor qualidade de vida e de sono indo para a cama às 22 horas.

Um bom hábito seria tomar um banho morno antes de ir para a cama e outro com temperatura mais baixa logo ao acordar. A ideia de um banho antes de ir para a cama é que faz você se sentir confortável e relaxado. O banho aumenta a temperatura corporal com vasodilatação. Durante o sono a temperatura naturalmente cai, o que ajuda a adormecer.

Você também sabe que não deve ir para a cama com fome, pois isso atrapalhará o descanso e o processo anabólico. É habitual nesse período consumir uma proteína de lenta absorção em conjunto com uma boa fonte de gordura, o que será uma escolha inteligente para diminuir a velocidade de absorção; por exemplo, abacate ou castanhas em conjunto com uma suplementação de caseína (proteína de lenta absorção proveniente do leite).

Por outro lado, evite o consumo de líquidos até uma hora antes de ir para a cama. Isso vai reduzir sua vontade de ir ao banheiro durante a noite. Especialmente se forem bebidas alcoólicas, pois mesmo um copo de álcool antes de dormir tem seu preço. Talvez você acredite que ele o ajude a dormir, mas provavelmente vai fazer você acordar várias vezes durante a noite. Além disso, vai impedir você de cair nas fases de sono profundo e fazer você acordar algumas horas mais tarde e com dificuldade em adormecer novamente.

Muitas pessoas adaptam os móveis do quarto para trabalhar melhor ou mesmo para fazer alguma atividade física.

Entretanto, seu quarto deve ser organizado para dormir e relaxar – a única atividade que você poderá fazer é meditação ou massagem. Ao lado de sua cama deverá estar um bom livro. Assistir à tevê, trabalhar ou mesmo fazer ginástica vai atrapalhar o seu sono. Faça de seu quarto um lugar bom para dormir e descansar. Tire computadores, roteadores, aparelhos de som, relógios digitais e demais eletrônicos de seu quarto. Pense que é um momento seu e deixe-se envolver em um ambiente tranquilo e acolhedor.

Ao longo do dia será uma atitude inteligente deixar uma janela aberta, mesmo que por poucas horas, o que já será suficiente para eliminar algumas bactérias pela luz solar. Uma quantidade adequada de oxigênio extra vai propiciar ao corpo ser reparado e renovado durante o sono. Em dias frios, outra dica é calçar meias, pois a circulação do sangue nos pés é geralmente baixa durante a noite – é por isso que você sente mais frio nos pés do que no resto do corpo.

Se você for dormir tarde em alguma noite, esqueça a lei da compensação, pois, como já destacamos, essa estratégia de compensar não é compreendida de maneira eficiente pelo organismo. É melhor levantar em horário normal e tirar um cochilo no início da tarde ou final do dia. Se você o fizer, tente mantê-lo na faixa de 30 a 60 minutos. Dessa forma vai obter ótimo descanso e restauração sem perder o sono da noite.

Certifique-se de evitar a entrada de luz por corredores, rádios, relógios elétricos, televisões ou pela própria janela – compre uma cortina, se necessário. Mantenha a porta fechada caso entre muita luminosidade. Os ruídos externos devem ser evitados. E, por fim, se o meio externo interferir de modo a impedir o descanso, adquira um tapa-olhos, protetores auriculares e tenha um bom sono.

❖ Energia solar – vitamina D ❖

Quando você pensa no sol, que palavra lhe vem à cabeça: vilão ou aliado? Habitualmente a mídia coloca as pessoas contra a parede: "Você é contra ou a favor?". Discussões assim não chegam a lugar algum, pois, quando se trata de ciências humanas, na maioria das vezes ambas as posições estarão corretas. Dificilmente algo será sempre ruim ou sempre bom, sobretudo quando falamos de nossa saúde.

Quando falamos do poder do sol, lembre-se de que o ideal é que todos nós, diariamente, passemos algum tempo sob ele. Para analisar a sua importância, pense que sem a energia do sol a vida na Terra, como conhecemos, simplesmente não existiria. Nada é tão formidável e majestoso como o sol, e não pense que seus benefícios se limitam somente aos seres humanos: o seu calor e sua energia são responsáveis por toda a vida que existe ou já existiu em nosso planeta. O ciclo do tempo, o ar que você respira e até mesmo as correntes do oceano são afetados pela sua energia.

Não tenha dúvidas de que precisamos dele, especialmente para permitir que o corpo produza a importante vitamina D, fundamental para nossa saúde e em especial para os ossos. No inverno, período em que é comum as pessoas terem deficiência de vitamina D, devemos nos esforçar mais para ter esse contato diário com a natureza. Ao contrário das outras vitaminas, a D é sintetizada pelo organismo humano, sendo que muitos médicos a classificam na categoria de hormônios. Existem dois tipos de vitamina D: a D3, de origem animal, e a D2, de origem vegetal.

Nós necessitamos da D3, encontrada principalmente em óleos de salmão selvagem, atum e sardinha, gema de ovo, fígado e leite. No entanto, a alimentação dificilmente será suficiente para manter um nível adequado dessa vitamina no sangue. A exposição solar se torna fundamental nesse processo, é nosso principal meio para atingirmos níveis razoáveis dessa nobre vitamina. Para pessoas que não conseguem ficar ao menos 20 minutos por dia sob os raios do sol, é recomendável obtê-la na forma de suplemento.

Acredito que você já tenha escutado muito sobre os malefícios do sol, porém afirmo que esse nobre papel que menciono não é um conceito moderno. Os raios do sol e a alternância entre a luz e a escuridão é o que regula muitos dos importantes processos hormonais e bioquímicos do nosso organismo. Nosso relógio biológico interno foi adaptado ao ciclo natural do sol; inclusive o sol sempre foi reverenciado e adorado como um deus – por exemplo, dentro da mitologia egípcia, Rá foi considerado a principal divindade.

Segundo a mitologia, Rá, além de ser considerado o deus Sol, é também denominado como o criador dos deuses e da ordem divina. Ele teria recebido de seu pai o domínio sobre a Terra, mas ela não estava terminada; mesmo assim se encarregou de acabá-la, e nunca deixaria faltar o vento, nem o calor, e da mesma forma controlaria as enchentes. Com o passar do tempo os egípcios adotaram Amon como deus supremo. Daí surge uma combinação entre os dois deuses que ficou denominada como Amon-Rá, protetor dos faraós.

Pense que todos nós tivemos origem a partir dos mesmos ancestrais, há milhares de anos, que por sua vez vieram da África Oriental, ou seja, região abundantemente ensolarada. Aos poucos vamos diminuindo esse contato porque estamos com medo e o enxergamos como algo nocivo, quando na verdade deveríamos vê-lo como nosso melhor amigo.

Hoje, entre as atividades habituais de seu dia, como trabalho, estudo, lazer e descanso, quais delas você realizou sob a luz do sol? As atividades ao ar livre se tornam cada vez mais raras por causa da falta de segurança, por isso dificilmente saímos de ambientes fechados e com iluminação artificial, sobretudo nas grandes cidades. Procure frequentar um clube ou parque aberto, pois esse contato com a natureza é importante e a luz solar desempenha um papel primordial em nossa saúde.

Você deve estar pensando que não é esse o conceito transmitido em campanhas de saúde pública, nas quais somos alertados acerca dos perigos da exposição solar, o que acaba nos deixando um tanto confusos. Hoje, a literatura médica sobre a energia solar é muito contraditória: parte dela destaca os efeitos benéficos do sol, enquanto a outra parte aponta os efeitos perigosos.

Gosto de utilizar como exemplo o respeitável trabalho do Dr. Niels Finsen (1860-1904), importante médico dinamarquês, que ganhou o Prêmio Nobel de Medicina em 1903 em reconhecimento a sua grande obra no tratamento de pacientes com tuberculose com raios de luz solar. Ele comprovou cientificamente que o sol pode ser empregado como um medicamento.

Tudo começou quando, ainda jovem, ele foi acometido por uma doença reumática grave do coração e, enquanto estudava medicina em Copenhague, percebeu, para sua surpresa, que trabalhava melhor em salas ensolaradas, que se sentia melhor em campo aberto, sob a luz solar. Ao pesquisar sobre o tema, logo concluiu que seus livros de medicina não poderiam lhe dar uma resposta para esse fenômeno, o que despertou seu interesse no assunto.

Desde então passou a coletar todas as observações possíveis sobre animais que procuram ficar sob o sol, o que o levou a fazer um estudo sobre o tema, passando a tratar seus pacientes tuberculosos ou com doenças de pele com a ajuda da luz solar. Dr. Finsen fez mais do que qualquer outro médico até hoje para provar a importância dos efeitos curativos do sol.

Felizmente, cientistas e médicos começaram a compreender as respostas psicológicas e bioquímicas do corpo com o sol e seus efeitos curativos. Por que você acha que colocamos sob a luz solar roupas e cobertas guardadas há muito tempo, principalmente se estavam em local úmido e escuro? É bastante simples: acontece que a luz solar tem a capacidade de matar as bactérias. Inclusive, é capaz de fazê-lo através do vidro da janela.

O resultado é que hospitais com luz direta do sol em seus quartos têm muito menos bactérias do que aqueles com quartos escuros. Em decorrência, os pacientes em hospitais iluminados acabam se recuperando mais rapidamente. Isso é importante porque as infecções hospitalares adquiridas por pacientes configuram uma das principais causas de morte no mundo. Dessa forma, salas e espaços em nossas casas que não recebem luz solar tornam-se úmidos e, assim, um terreno fértil para as bactérias e outros micro-organismos.

Embora não haja dúvida de que o excesso de sol, sem os devidos cuidados, pode provocar câncer de pele, também existe uma consciência crescente de que para uma vida saudável precisamos nos beneficiar dos seus poderes. Converse com o seu dermatologista para saber qual a melhor forma de proteção para o seu caso. Não podemos evitar o sol, pois uma das vitaminas mais importantes para a saúde humana é a vitamina D, que nosso corpo produz quando os raios solares entram em contato com a pele.

A vitamina D é essencial para o equilíbrio do corpo, demonstra-se necessária para a absorção do cálcio e do fósforo no intestino, para a sua mobilização a partir dos ossos e para a sua reabsorção nos rins. Além disso, desempenha o papel de garantir o funcionamento correto de músculos, nervos, coagulação sanguínea, crescimento celular e utilização de energia. O próprio depósito de minerais no esqueleto é mantido em decorrência de concentrações de cálcio e fósforo no sangue, fatores indiretamente relacionados à ação dessa importante vitamina. Entre os primeiros sintomas de sua deficiência estão os níveis reduzidos e sintetizados de cálcio e fósforo, em seguida acompanhados por fraqueza muscular e riscos elevados de se contrair infecção. Em relação a crianças, aparecem os sintomas de inquietação, irritabilidade e diminuição do apetite. As manifestações mais reconhecidas são relacionadas à perda de minerais a partir dos ossos, resultando em deformidades do esqueleto.

Níveis insuficientes de vitamina D farão com que o

coração fique mais fraco, o metabolismo seja mais lento, a cicatrização mais demorada, e haja propensão ao raquitismo, especialmente entre as crianças. Dr. Jedrzej Sniadecki (1768-1838), médico polonês, foi o primeiro médico que comprovou os benefícios do sol contra o raquitismo. Em 1822 percebeu que crianças que moravam em uma cidade pouco ensolarada eram muito mais propensas a desenvolver a doença do que aquelas que viviam em áreas rurais, chamando a atenção do mundo científico para os benefícios da luz solar.

Por isso, sobretudo no inverno, você precisa periodicamente abrir as cortinas e janelas para que a sua casa receba alguma luz solar e ar fresco. Isso vai ajudar a prevenir e combater gripes e resfriados, pois a luz solar atuará contra bactérias e ácaros – o que, por sua vez, ajuda a manter o seu sistema imunológico sempre forte.

Ademais, a exposição rotineira aumenta o fluxo sanguíneo. Lembre-se de que o sangue aquecido fluirá mais rapidamente. Além do mais, aumenta a absorção de melatonina, que oferece muitos benefícios ao nosso corpo, como a redução do processo de envelhecimento e a melhora na qualidade do sono. Pessoas com artrite que sofrem de dores nas articulações podem obter alívio com a luz do sol, que aquece o corpo e solta as articulações rígidas e doloridas. Ele ainda nos ajuda no rendimento da prática de esportes, porque aumenta a quantidade de oxigênio que vai para os músculos.

Alguns estudos relatam que o poder da luz solar de aumentar a produção de serotonina está diretamente relacionado com a prevenção de fadiga e depressão. Uma combinação de luz solar, ar fresco e exercícios tem um efeito dinâmico no cérebro e no sistema nervoso. E não pense que precisamos de vitamina D apenas no verão. Devemos ativar a produção dessa vitamina durante todo o ano, pois ela é necessária para o crescimento e a manutenção de dentes, ossos e do sistema imunitário.

Alguns cuidados são indispensáveis para aproveitar os benefícios do sol de forma eficaz. Primeiramente, pense que apenas 20 minutos por dia já serão suficientes, tempo que, logicamente, vai variar de acordo com a quantidade de pele que ficará exposta. Se possível, a melhor maneira de pegar sol é em locais com brisa natural, preferencialmente próximo à água; porém, é preciso ter cuidado em dias nublados, pois o efeito de resfriamento pode dar a impressão de que o sol não está tão forte quando realmente está.

Na maioria das vezes passamos a maior parte do ano em um escritório fechado, com iluminação artificial, e queremos, de forma inadequada, compensar a falta de sol em poucas semanas de férias, utilizando como estratégia a exposição ao sol intenso do meio-dia, o que não é correto e tampouco saudável. O processo de bronzeamento deverá ocorrer lentamente, ao longo do ano. Esse bronzeado funciona como um protetor natural e bastante eficiente. Dessa forma, se você estiver com a pele muito branca, desconsidere a ideia de passar horas sob o sol forte; todavia, quanto mais escura for a pele, mais tempo será preciso ficar sob o sol para ativar a vitamina D.

Embora os filtros solares possam proteger nesses casos, ainda assim será uma atitude perigosa – é importante conversar com o seu dermatologista, principalmente se a sua pele for muito branca ou sensível. Se formos ficar mais de uma hora expostos ao sol forte, um chapéu ou guarda-sol são indicados até que o corpo crie sua própria proteção contra os raios solares.

❖ Estresse ❖

Seu corpo está cansado, entretanto o relógio marca apenas 15 horas. É como se os ponteiros tivessem emperrado, o final do expediente de trabalho parece que nunca vai chegar. Ao olhar para o lado, você visualiza uma pilha de trabalho que já deveria ter feito, além de verificar que existem vários e-mails não respondidos na sua caixa de entrada. É ainda terça-feira, mas você acha que já deveria ser quinta-feira.

Ao voltar para casa, acaba pulando o horário da academia e não tem mais energia nem para preparar o jantar. Então encomenda algo pronto e aproveita a espera para tomar um banho. Depois do jantar, começa a assistir à televisão ao mesmo tempo que utiliza a internet pelo celular. Quando percebe, já passa das 23 horas. Aí você ativa o despertador e ele acusa que faltam apenas seis horas para ele tocar.

Parece que o tempo voa, que não há horas suficientes no dia. Você não vê a hora de chegar o fim de semana, e, quando chega, acaba trabalhando para resolver problemas pessoais; e, sem perceber, já é segunda-feira novamente. Essa sequência de fatos é familiar para você ou para alguém que você conhece?

Atualmente a má administração do tempo e a agitação das grandes cidades são os maiores causadores de estresse. Não me refiro à patologia de quem adoece (termo médico da palavra), e sim ao estresse popular, palavra que todos utilizamos de forma generalizada em nosso dia a dia. Já parou para pensar o que é o estresse?

É um sistema de autodefesa, não é fácil controlá-lo. Involuntariamente, quando submetemos nosso corpo ao estresse o sangue já começa a circular mais rapidamente em nossas veias e artérias, nossa pressão sanguínea aumenta, tudo isso em uma tentativa de utilizar toda a nossa energia naquele momento. Consequentemente, nosso sistema imunológico fica enfraquecido, nos deixando sempre cansados e fatigados. Em outras palavras, é basicamente uma resposta do corpo, um mecanismo de proteção a fim de manter a estabilidade, a homeostase – o organismo se adapta constantemente. Quando um evento físico ou mental ameaça essa estabilidade, reagimos a ele. Especialmente em grandes cidades, a incidência de doenças relacionadas ao estresse está crescendo em dimensões epidêmicas, sobretudo as doenças cardíacas.

O primeiro passo para reconhecer o estresse é identificar as suas fontes. Descobrir a situação que o preocupa pode resolver metade de todos os problemas. Uma boa estratégia é sentar-se com um bom amigo, um membro da família ou, se a situação financeira permitir, um psicólogo será uma boa opção – e então, apenas fale. Isso mesmo, é só falar, pois uma terceira pessoa ajudará você a encontrar um novo ponto de vista.

Precisamos entender e aceitar que o estresse é inevitável na vida. Assim, é importante encontrar formas de reduzir e evitar situações estressantes e as reações negativas que temos diante do estresse. Depois de ter identificado os tipos de estressores que o afetam, passe a pensar como vai lidar com esses problemas.

Assim como nosso organismo tende a se manter estável, o que denominamos de homeostase, precisamos alterar a nossa alimentação e treinamento quando buscamos objetivos diferentes de modo a "quebrar" essa estabilidade. Com o nosso meio externo não deverá ser diferente. Instintivamente nos firmamos em uma rotina, repetimos os mesmos processos diariamente e, como um milagre, esperamos resultados diferentes. Mas o único efeito dessa maratona será reclamar das mesmas coisas todos os dias – já percebeu que os nossos problemas são sempre os mesmos?

Como, por exemplo, tempo. Acordamos no último minuto e precisamos brigar constantemente contra o relógio logo pela manhã; no trânsito, tentamos correr para compensar o atraso dentro de casa; no trabalho, no dia da entrevista a coisa que mais queríamos era entrar no emprego, e depois de certo tempo reclamamos de estar nele; na escola, trabalhos com prazos longos são realizados na última semana; nas refeições, geralmente esperamos a fome chegar para então decidir, com pressa, o que vamos comer. Não fica difícil notar que algo está errado; precisamos de planejamento antecipado. Sei que imprevistos acontecem, contudo vou passar algumas dicas que podem ser de grande ajuda.

Inicialmente devemos identificar, na realização de nossas tarefas prioritárias, quais são os empecilhos que temos. Essa etapa é de extrema importância, pois nela se deverá analisar com atenção o histórico dos problemas, as perdas geradas por eles, o que servirá de base para a criação do seu plano de ação. Após esse diagnóstico, você vai descobrir as causas fundamentais e poderá introduzir estratégias na sua rotina, de modo a minimizar tais causas.

Entretanto, ideia no papel não tem valia se não for implementada. Basta conversar com as pessoas na rua para perceber que ideias criativas não faltam – você mesmo, por certo, tem ideias diariamente, algumas até planejadas para o próximo ano, imagino; no entanto, não é nossa característica retirar do papel ou da cabeça tais ideias e concretizá-las, então o segundo passo será colocar seu plano em prática.

Podemos analisar o Gênesis, primeiro livro da Bíblia, logo no primeiro capítulo, versículos 3 e 4, que seguem da seguinte forma: "E disse Deus: Haja luz; e houve luz. E viu Deus que era boa a luz". Como fomos criados à sua imagem e semelhança, podemos deduzir que ele primeiro pensou, depois falou, ou seja, agiu, e depois de realizado é que conseguiu analisar se era bom ou ruim. Assim, primeiro precisamos pensar; segundo, agir; e terceiro, analisar, nessa ordem. Colocando a ideia em prática é que conseguimos verificar os pontos que não fomos capazes de prever. Isso é normal, o objetivo desse segundo processo é justamente verificar se as atividades foram realizadas com sucesso. Quando isso não ocorre, devem-se tomar ações para acertar os rumos a serem seguidos. Não podemos passar para a terceira fase (analisar) antes mesmo de agir. É um processo contínuo, e ao ajustar as suas ações você estará tomando atitudes corretivas diretamente nas causas do fato de não ter alcançado a meta, o que ajudará a melhorar o seu planejamento.

Adquira uma agenda caso não tenha e certifique-se de que ela possui horários bem definidos nas linhas de cada uma de suas páginas. Comece, então, a escrever os seus compromissos do dia seguinte. Mesmo que pareçam muitos, tente priorizá-los. Comece pelas principais atividades que deve realizar em seu trabalho, todavia certifique-se de adicionar tudo que deseja concretizar. Lembre-se de adicionar um tempo para o lazer, a família e os amigos. Isso certamente vai aumentar a sua produtividade e eficiência, o que ajudará a reduzir o estresse, pois quando se distrair estará escrito na sua frente o que deve ser feito, consequentemente, voltará ao trabalho.

Caso perceba que faltaram horas no dia, comece a delegar tarefas: contrate alguém para fazer a comida ou limpar a casa, por exemplo. Pode parecer caro, mas certamente você gastará mais com a saúde caso não se previna. Aprendendo a delegar atividades, você poderá, inclusive, aumentar a produtividade no trabalho e ser surpreendido com uma promoção!

É verdade também que muitas vezes não sabemos ou não conseguimos dizer não. Porém, isso é necessário quando sabemos que não seremos capazes de realizar determinada tarefa.

Você deve se disciplinar constantemente para finalizar as suas atividades e não se dispersar com outras atribuições – isso vai mantê-lo focado. Coloque um "ok" ou "certo" nas atividades que conseguir completar.

No fim da semana você deve ler cuidadosamente os resultados antes de fazer um novo plano para a semana seguinte. Depois, visualize se está conseguindo ter disciplina para gastar mais tempo com atividades importantes. Caso necessário, adicione um horário do dia em que não deixará ninguém perturbá-lo, e isso poderá aguçar a sua criatividade e diminuir o estresse da correria diária.

Outro ponto importante a ser citado é que guardar é um instinto natural, no entanto devemos nos policiar constantemente identificando os excessos e desperdícios acumulados em itens como: comida, roupas, equipamentos domésticos e móveis. Automaticamente você também vai identificar "o porquê do excesso", de modo que medidas preventivas se fazem necessárias para evitar que o acúmulo volte a ocorrer.

Comece pela cozinha: esvazie tudo o que estiver na geladeira, armários e despensa. Em seguida, guarde somente o que realmente utiliza e que será favorável a sua saúde. Você vai se surpreender com itens inúteis que guarda sem necessidade, ou vai se deparar com objetos que não sabia que possuía – evite guardar coisas provisoriamente, na ilusão de que elas serão úteis algum dia, mesmo sabendo que esse dia nunca chegará; por exemplo, algumas pessoas congelam alimentos e muitas vezes sabem que não vão utilizá-los, desperdiçando espaço, tempo e dinheiro. Saiba que, quando o seu freezer está cheio, o consumo de energia é aumentado consideravelmente. Assim, aquela economia se torna despesa em médio prazo.

Depois, faça o mesmo nos outros cômodos da casa: quarto principal, quarto das crianças, salas e garagem. Há pessoas, inclusive, que destinam cômodos (quarto da bagunça) em suas casas para itens que nunca serão utilizados, como os presentes que não foram úteis, os brinquedos quebrados, a roupa velha, as revistas e jornais antigos – que jamais serão lidos –, ou constroem uma "casinha" de 2 m² no fundo do pátio para dar destino a esses itens.

Repense o que você guarda, não alegue que está guardando para alguém, pois se aquilo não é necessário para você, por que seria para outra pessoa?

O mesmo vale para a nossa mente: precisamos mantê-la

limpa. Algumas vezes nos prendemos a itens, como fotos do passado, que em muitos casos nos causam tristeza e angústia – devemos destinar um espaço para novas recordações em nossa mente. Dessa forma, seja firme consigo mesmo e leal às suas decisões e elimine tudo o que for desnecessário.

Essa, certamente, é uma prática diária que vai demorar até virar uma rotina. Mas, após manter em sua casa e na sua vida apenas o que for realmente necessário, você verá que um peso psicológico nas suas costas vai sumir, sua mente ficará leve e logo sentirá bem-estar. Ao chegar em casa após um dia tumultuado, prontamente notará uma tranquilidade e satisfação de que foi vitorioso e produtivo, ao contrário daquele conceito exaustivo e fatigante de que faltam horas em seu dia.

Chegaremos então a um novo estágio, em que você poderá se questionar: "Quanto tempo gasto procurando itens que deveriam estar a minha vista?". Itens simples, como chaves do carro, carteira, documentos e contas. Defina os locais apropriados, compre caixas e coloque cada item no seu lugar; você poderá utilizar adesivos de modo a facilitar a comunicação visual de cada caixa. Nomeie-as: "Documentos Pessoais", "Contas do mês que deverão ser pagas", "Contas antigas já pagas", e assim por diante.

Sabe por que é interessante arrumarmos nosso ambiente de trabalho antes de o expediente terminar? Porque no dia seguinte seremos mais produtivos ao chegarmos em um local limpo. Quem não gosta de um ambiente limpo e organizado?

Você vai ver que, seguindo essas etapas, a sua produtividade aumentará, tanto no trabalho como na sua vida pessoal. Lembre-se de que todos contam com 24 horas no dia – a diferença de quem consegue malhar, cuidar da saúde e destinar tempo para o lazer e a família está na organização. Meu intuito não foi fazer um capítulo motivacional ou de autoajuda, e sim alertar no sentido de que o estresse gerado pela falta de planejamento pode ser um motivo considerável na sua baixa *performance* e falta de resultados, e certamente é um fato gerador de prejuízo à saúde.

Se existe um segredo para atingir os resultados almejados, ele se traduz em duas palavras: disciplina e organização. "Ontem", possivelmente você disse que começaria a cuidar de sua saúde "amanhã". Tente começar hoje. O que acha?

❖ Referências bibliográficas ❖

ACETO, C. *Understanding bodybuilding, nutrition and training*: Practical, quick reference, answers to common bodybuilding challenges. Lewiston, EUA: Nutramedia, 1999.

BACHI, GEÓRGIA. *Dieta com Whey Protein:* os benefícios do soro do leite para a sua saúde. 1. ed. São Paulo, 2013.

BIGGART, A. Desenvolvimento pessoal. Dinamarca. Disponível em: <http://www.alun.dk/>. Acesso em: 20 jan. 2015.

FINK, H. H.; MIKESKY, A. E.; BURGOON, L. A. *Practical applications in sports nutrition*. 2. ed. Canada: Jones & Bartlett Publishers, 2008.

HAMBLIN M.R.; HUANG, Y.Y. *Handbook of Photomedicine*. 1. ed. Taylor & Francis Group, 2013.

INSTITUTE OF MEDICINE. Dietary Reference Intakes for energy, carbohydrate, fiber, fat, fatty acids, cholesterol, protein, and amino acids. National Academy Press. Washington, D.C., 2000. Disponível em: <http://www.nap.edu/catalog.php?record_id=10490>. Acesso em: 22 abr. 2015.

MILLER, G. D.; JARVIS, J. K; MC BEAN, L. D. *Handbook of dairy foods and nutrition*. 2. ed. Florida: CRC Press LLC, 2000.

ROBINSON, S. L., et al. A nutrition and conditioning intervention for natural bodybuilding contest preparation: case study. *Journal of the International Society of Sports Nutrition* (2015) 12:20.

WILMORE, J. H.; COSTILL, D. L. *Fisiologia do esporte e do exercício*. Barueri: Manole, 2010.

YADA, R. Y. *Protein in food processing*. Series in Food Science and Technology. Cambridge: Woodhead Publishing Limited, 2004.

MATRIX